后现代心理与教育丛书

主编◎［美］施沃伦（David Schwerin）　　［中］陈理宣　温恒福

探寻你内心隐秘的自我
——心路治疗指南

Explore Your Inner Secret Self
——Pathwork Travel Guide

［荷兰］扬·鲁洛夫斯（Jan Roelofs）◎著

宁　娴　王炳辉◎译

U0334356

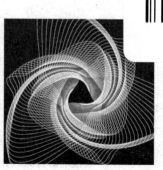

黑龙江人民出版社

图书在版编目(CIP)数据

探寻你内心隐秘的自我:心路治疗指南/(荷)鲁洛夫斯著;
宁娴,王炳辉译.—哈尔滨:黑龙江人民出版社,2015.10(2021.8 重印)
(后现代心理与教育丛书)
ISBN 978 - 7 - 207 - 10525 - 7

Ⅰ.①探… Ⅱ.①鲁…②宁…③王… Ⅲ.①精神疗法
Ⅳ.①R749.055

中国版本图书馆 CIP 数据核字(2015)第 257272 号

责任编辑:魏杰恒

装帧设计:鲲 鹏

探寻你内心隐秘的自我——心路治疗指南

[荷兰]扬·鲁洛夫斯 著

宁 娴 王炳辉 译

出版发行	黑龙江人民出版社
通讯地址	哈尔滨市南岗区宣庆小区 1 号楼
邮 编	150008
网 址	www. longpress. com
电子邮箱	hljrmcbs@ yeah. net
印 刷	北京一鑫印务有限责任公司
开 本	880 × 1230 1/32
印 张	6.25
字 数	140 千字
版 次	2015 年 11 月第 1 版 2021 年 8 月第 2 次印刷
书 号	ISBN 978 - 7 - 207 - 10525 - 7
定 价	38.00 元

版权所有 侵权必究 举报电话:(0451)82308054
法律顾问:北京市大成律师事务所哈尔滨分所律师赵学利、赵景波

目　　录

■ 探

前 面 的 话

扬·鲁洛夫斯

如我们所知,这个世界的基础正在走向崩溃。如果你看到了这一点,你会赞同我,如果你未曾注意到,我也无法说服你。

崩溃如此戏剧化地就发生在我们眼前,我称这场崩溃的主体为世界的自我。我们都是目击者。在尘埃和瓦砾带来的迷雾里,一个更深刻、更稳定的内核,真实的自己,逐渐显露出来。什么是真实的自己和如何解放真实的自己正是这本《心路旅行指南》所要讨论的。

在这本旅行指南中,我将告诉你我对心路治疗材料的解释。这是我在生命中的此刻对这些讲座的理解。不难想象的是,几年以后的我很可能会以不同的方式去理解心路治疗蕴涵的智慧。同样不难想象的是,此刻的我没有完全领会心路治疗的智慧,甚至完全没明白她的意思。如果是这种情况,我相信他人会以关爱之心来给我指出来。

心路治疗的基础是一个前提:我们都完全为自己的生命

负责。我们每个人各自担负着这一责任，又共同担负着这一责任。荷兰有位诗人用美丽的诗句表达了这一点，尽管他可能从未知道心路治疗的概念。

"若我之所在未有光明，则必为我之误。"

——汉斯·安德留斯①

---

① 汉斯·安德留斯（1926－1977）荷兰诗人

第一章 导言

在内心世界旅行

无论你想去哪个国家和城市,或想用不同方式游览不同的地区,你都能找到相应的旅行指南。世界地图上已没有了未经测绘的地方,也没有了未经发现、留待你这位探索者踏上人类第一步的地方。

但你的内心世界里仍有人迹未至的地区,还充满了各种各样的冒险:去挑战怪兽,去营救美丽的少女,去指引迷路的孩童,去发现宝藏,去探索黑森林,去攀登高耸的山峰,去探查无底的深渊。

这本旅行指南会指引你走上以充实自我为目的的一段内心旅程。你将会发现"我究竟是谁?"以及"我此生为何?"的答案。你将重新发现内心的智慧之源,将会明白如何有意识地创造自己的生活,以及如何以最有意义和最令人满意的方式完成这种创造。不管你自身有什么问题,你都能通过这种创造来找到这些问题的解决方案。

大多数时候,我们是为了解决很多问题才开始这种旅行。在让人踏上旅程方面,这是个不错的理由。但在旅途中的某处,你会发现这并不是此行的真正原因。真正原因是你想要更充分地实现你的本质。用向导的话说就是:

"目的是什么? 一旦你问出了这个问题,目的就只意味着一件事:成为真正的自己。"(心路治疗讲座32①)

谁是我们的向导?

作为旅行指南核心的这位向导简单地称自己为"向导"。他并非是物质化的实体,而是精神世界中的存在。向导通过伊法·皮埃瑞克斯发声,后者担任着他的灵媒。伊法所说的话被录音、誊写下来,然后被从英文翻译为包含荷兰语在内的多种语言。

伊法·皮埃瑞克斯于 1915 年出生于奥地利,原名伊法·瓦塞尔曼。她的父亲是著名奥地利小说家雅各布布·瓦塞尔曼②。伊法在文化氛围浓厚的社交圈中长大。她的双亲从犹太教改宗天主教,而她则是受过洗的天主教徒。伊法的丈夫是另一位十分著名的犹太作家赫尔曼·布洛赫③的儿子。她后来设

---

① 原文为 Pathwork Lecture,之后的引用均简写为 PL

② 雅各布·瓦塞尔曼(1873 – 1934)小说家,1906 年之后长居维也纳,主要作品为长篇小说《沉冤》。

③ 赫尔曼·布洛赫(1886 – 1951)奥地利作家,对群体心理学和政治理论也有研究,代表作为《维吉尔之死》

法离开奥地利，经过瑞士最终前往美国。伊法是位职业舞者，也是舞蹈教师。伊法对宗教或精神领域本来没有特别兴趣。但到了1950年代，一股要开始"自动书写①"的冲动促使她接触了"向导"。人们渐渐地来向她寻求帮助。伊法从1957年开始举办通灵讲座。最初两周一场的讲座吸引了一些人来参加，他们后来成了纽约心路治疗社团的核心。随着心路治疗活动的发展，1970年代在纽约州的腓尼基成立了"生命力中心"。伊法的丈夫约翰·皮埃瑞克斯是亚历山大·洛温②的合作者，也是威廉·赖希③的学生。他将名叫"核心能量学"的一种身体训练加入到讲座材料之中。1975年，约翰·梅斯特和希尔格·德·梅斯特夫妇，与约翰·科斯在互不知情的情况下接触到了心路治疗课程。他们在美国接受培训，在荷兰组织心路治疗团体和讲习班，从而将心路治疗理论传播到荷兰。伊法于1979年去世，终止了"向导"与外界的交流。

心路治疗讲座共计258场，包含有大约4000页材料，涉及人类灵魂旅程的方方面面。这些讲座材料源于向导与纽约心路治疗社团的互动，当时"灵性"并未像今日一样容易为人所接受。但"向导"的话到今日仍然能切中实际。我相信这本旅行指南能向你证明，心路治疗课程具有永恒的现实关联性和实

---

① 自动书写（Automatic Writing）一种在无主动书写意识下，自动书写文字的过程。

② 亚历山大·洛温（1910－2008）美国心理学家，和约翰·皮埃瑞克斯共同发展了生物能量分析（Bioenergetic Analysis）方法，也称躯体心理治疗。

③ 威廉·赖希（1897－1957）奥地利心理学家。

用性。

为什么是一本旅行指南?

你也许会觉得心路治疗材料读起来非常有趣,可若是在材料中空谈理论,你还是会觉得不得要领。心路治疗是一张旅行邀请函,邀请你应用在旅行中学到的东西来提升自身的体验。首先向导建议我们不要太在意心路治疗材料是基于通灵对话这个事实。

"朋友们,我希望你们不要太过于关注这种交流方式。在本次冒险之初,最重要的是理解一点:存在多层面的现实。其中某些层面是你未曾探索和经历的,你最多只能在理论上表达它,而理论与体验不同。" (PL204)

在荷兰,258 场心路治疗讲座中的一部分已包含还能在市场上见到的三本书中。1987 年,《心路治疗——完善自身或无动于衷》出版。这本书包含 18 场讲座的内容,普及了心路治疗的基本概念。这本书的续篇《继续前行——从生存到生活》于 1991 年出版。这本书包含 20 场讲座的内容,并按灵性旅行的七个主题进行了分类:1. 对自身过程负责;2. 几种工具;3. 去发现;4. 更加深入;5. 解决的途径;6. 结果;7. 灵性联系。1993 年,专论人际关系的第三本心路治疗书籍《对爱的切近观察:心路治疗与人际关系》以荷兰语出版。

在这本心路治疗旅行指南中,通常都会引用以上三本书。

全书的最后给出了所有心路讲座的列表。在玛维尔·摩尔富有创造力的指导下,所有的心路讲座都已被翻译成荷兰语。除书籍和单场讲座之外,还有一张包含所有讲座(英荷双语)的光盘。这张光盘还含有一些附加材料,比如和向导的问答交流,以及一段伊法和向导交流的录音。有兴趣者可以通过荷兰的心路治疗网站(www. padwerk. nl)订购这张光盘。该网站还提供讲座材料的订购、心路治疗社团的活动以及有组织的心路治疗协助者的信息。

这本心路治疗旅行指南是我自己的原创,心路社团基金会不对书中内容负任何责任。

如何利用这本旅行指南?

心路治疗的正确说法是"心路旅行——治疗"。心路治疗讲座的内容很有价值,但如果你只是浅尝辄止,那讲座的好处就无法完全体现出来。这本旅行指南则希望向你展示心路治疗所能覆盖的领域,并为你指出与你的个人历程相关的那条道路。

心路治疗讲座提供了很多原始资料,并且只要你喜欢,就可以用这本指南里列出的讲座序号和标题,找到你感兴趣的任何主题的相关讲座进行参照研读。讲座材料提供了各种有用的工具,包括自我探寻时的问题、对你的逐步指导、观念的传授、练习的示范、有用的建议以及各种类型的见解。下面就是向导所推荐的,进行心路旅行的一些实用方法:

＊每日回顾：要想对自身的发展过程有宏观把握，最好的方式就是保持在日记中记下你烦恼和困惑的事情。每天都把触动、占据、困扰你，以及你对自己的观察写下来，这会让你看清自己自身的重复性模式。这些模式呈现出一幅更大的图景，让你能发现自己的思想和自己所经历的事情之间的联系。持之以恒地记录自己的想法还能防止遗忘。你会觉得只占用十分钟的每日回顾很烦？还是因为其它原因才不喜欢这个主意？如果你的情况就是上面这样，那你开始做每日回顾时，这种"烦"和"不喜欢"本身就是个很好的主题。

＊与他人交谈：我们常会缺乏对自身的整体把握，与他人分享你内心所遇到的事情会有很大帮助。然而怎样在交谈时讨论关键问题而不为各种细枝末节分心，这的确是一门艺术。

＊展现：与他人交谈可以真实地展现一些关于你自己的东西，这对你再好不过了。

＊恋爱：你在恋爱中也会遇到最深层的自己。与你的恋人聊聊心路治疗中让你深受触动的主题会富有成效。

＊参加研讨班：心路治疗协助者都接受过培训，会在你自身的发展过程中帮助你，助你发现更深层的内心世界。

＊讲座小组：有些心路治疗协助者会组织讲座小组。小组成员通常每两周碰一次面，学习心路治疗材料。

＊交流活动：心路治疗协助者会在各国举办交流活动。网站 www. pathwork. org 给出了更多讯息。

＊冥想：每天都找时间平静下来，进到内心去观察、感受和

倾听,这是自我提升不可或缺的一个要素。心路治疗有自己的冥想方式,比正念更主动,更多涉及我们自身不同部分之间的对话(更详细的介绍见之后的章节)。

*内在的向导:冥想在你与自己的内在向导间建立了联系,不过你也可以利用其它很多方法达到这一目的,比如能激发联系和体验的多种纸牌(塔罗牌、巫医卡、内心童性卡、土地母亲卡等等)。还可以随意选择一段讲座材料来阅读、研读卢恩石刻①、唱诵咒语、采用可视化想象、进行呼吸练习、采取萨满式的旅程等等。尽情实验吧,找到适合你的方式!

*行走:你在大自然中散步时,脑海中想着某个问题或是敞开内心迎接从自然降临的启示,都是很有帮助的。

*做梦:你的梦会带给你有价值的信息。把梦写在"梦书"之中,之后用向导提供的工具去理解它们。

*祈祷:与神圣灵魂和我们的高级自我步调一致对我们大有裨益,而心路治疗正是一种召唤这两者的灵性方式。无论你如何称呼那个也存在于你自我最深处的神圣灵魂,都请你在旅行道路上寻求它的帮助吧。

如果你这样做,就能体认到心路治疗向导的承诺:

"当你将这种探索视作生命中最主要的任务来努力前行时,所有的焦躁不安都会消失,一种深深的有意义感和充实感降临在你的灵魂中。人生的挫败和失意逐渐消失,取而代之的是满溢的充实感,这一过程虽然缓慢,却是实实在在。"(PL208)

---

① 卢恩石刻,指用卢恩字母刻在岩石上的铭文,内容通常为对逝者的怀念。

心路治疗的承诺是真正伟大的：

"你有能力创造出你所能想到的最值得拥有的生活体验。"(PL181)

第二章　地图和指南针

地　　图

如果你踏上旅途、去探索人迹罕至的地带,有张地图会让你事半功倍。可问题是:谁能给我这张地图? 你自己给不了,因为你还不知道自己的内心世界是什么样子。你只能一面前行一面测绘这块未知的土地;当你一步步向前时,才能一块块地填补上缺失的信息。

这是否意味着你连张地图都没有就要启程? 不,好在不是这样。地图是存在的,它为你存在,因为它为任何人存在。这并不是说你的旅途会和他人的旅途一模一样。内心世界的景象无远弗届而又纤细必现,你可以走出自己独有的旅途,其他人也是一样。

心路治疗所提供的地图形式有点不寻常。它不是一张二维图解或示意图,因为二维图无法显示内心世界的众多层面。取而代之的是,一张由单词组成的地图,即由大约两百万单词所组成的将近 4000 页讲座材料。是不是多到读不完? 是的,的确如此,所以我们才会称之为地图。就像试图记住整张地图是愚蠢的一样,以我的经验来说,从头到尾阅读全部258场心路讲座的材料来寻找启发这种做法也不合情理。有一种方式可以让你领会如此广博的心路治疗材料,因此效果要好得多,这种方式就是:你自己的人生就是指引。

"你当前的生活如同准确无误的数学等式,切实地表达着你的内心状态。因此你可以用自己的生活作为地图,进入内心世界。"(P1208)

对于在内心世界旅行的你,很快就会发现在特定的时刻,地图上的哪些特定地区与你相关。你的旅行有可能会连续几个月从特定的一场讲座中获得最适宜的指导,你将这场讲座应用于日常生活中,每天都揭示出生活的更深含义,也逐渐加深了你对讲座内容的理解;不过你也可能是在阅读了几篇讲稿之后,发现它们都与一个相同主题有关,每篇讲稿都是你手中拼图不可或缺的一块;还有可能你凭直觉选择了一篇讲稿,发现它正好为你心中的谜团提供了答案。

讲稿的语言可能有些复杂难解,你需要在它的启发下好好观察自己。尝试体会这一点:向导所说的话不只针对你的理性,还触及你人格的更深层面。

多年前我刚开始阅读心路讲稿时,发现即使我没完全理解所读到的内容,它还是对我有帮助。聚精会神地阅读一份讲稿或只是它的一部分,都是有益身心的经历。虽然对当时正读大学、看重智力的我来说,不能理解讲稿的所有内容让我有点烦,但向导的话带给我的抚慰作用让我继续坚持心路治疗。即使今日,在已经读过某篇讲稿很多次以后,我仍会在某个段落处恍然大悟:啊哈! 现在我明白他的意思了!

心路讲座中多次使用"最终"、"最后"此类的词是意味深长的,因为心路治疗所带来的逐渐敞开内心的过程主要是通过积年累月而非一周一日的时间尺度来体现的,这也意味你的耐心和坚持要受到考验。因此是时候引用一段向导所说的令人鼓舞的话了,这话来自他有关心路治疗的承诺:

"当你在我们道路的独特延伸上前行时,作为一个人,你在各方面都会和以往不同。你的人生体验会更加充实,时刻都变得更有活力! 你将以自己从未料想过的程度去理解自己和他人。某些你从未想到过的力量会在你心中发展,比如创造力、新感知、成长与开放的直觉,这种直觉会带给你力量和安全感。"(PL72)

若是仅凭地图旅行,那任何旅行都是一次跋涉艰难而危机重重的冒险。你会经常搞不清身在何方,还会失去前进的方向。幸运的是,你还有一个指南针。

指 南 针

对于任何一次探索未知地带的旅行,一个帮你保持方向、不至于迷路的指南针是不可或缺的。哪里去找这样的灵性指南针呢? 它价值几何? 好消息是,你用不着去买,因为你已经拥有了这样的指南针。坏消息是，你在多数时间里都没用过它，甚至从未用过它。

所有人都有一个可由他或她随意使用的内心指南针，但在我们的生命中，我们往往会忘记它，而惯于认为自己没有指南针。我们会告诉自己，有益的东西来自于外界而非内心，而这个世界大大强化了这个说法。于是我们逐渐疏远了自身，迷失于外在世界。心路治疗提供给我们多种工具，帮我们找回对内心方向的敏感。一旦我们下定决心想要使用灵性指南针，它就能重新工作起来。很多场讲座都向我们提出了一个启动自身指南针的关键问题，一个非常简单的问题："此刻，我真正的感受如何？"或者"这种情形的真相是什么？"

从你决定使用心路治疗地图，并开始用内心指南针来调整自我之舟的航向那一刻起，你会发现内心指南针开始起作用了。这不是说你可以马上解决所有问题，也不代表所有的困惑都能一蹴而就地获得解答，而是你会更清晰地知道下一步该如何走。你的指南针会运转得越来越好，你也会更经常地想要使用它。

安静下来，试图辨识你内心最深处的自我，问你自己：

"此刻，我真正的感受如何？"

"这种情形的真相是什么？"

提出这些问题本身就是冒险——因为没有标准答案。解答的开放性有着终结自我疏离感的潜力，还可以将真我或高级自我所具有的无穷智慧不断呈现在你的面前。允许内心最深层自我的智慧展现出来与遵循灵性指南针的指引并无二致。

寻找内在的方向感就是不带羞愧或骄傲地面对存在之物。正如向导所说：

"我试图从各个角度，以多种方式指引你接近你天性中的内核。我能够帮助你，不过你必须去努力认识、面对和转变。简言之，这是你的奋斗。" (PL95)

问完"我现在能感受到什么"之后，一个好主意是多问问："我现在在想什么?"和"我现在想要什么?"，这三个问题会把你引到隔离你与你内心本原的障碍面前。

"我现在能感受到什么?"让你发现你是否真的"感觉不错"。这是真的吗? 这种不错的感觉是源于更深层的内心，还是有虚假或捏造的部分在里面? 它是真实、和谐，且适合你的吗? 其他人在同样情形下的感觉可能截然不同，但这不是要点。感受方式没有正误之分，重要的是：我现在能感受到什么?

"我现在在想什么?"这个问题引导你面对自己的想法和信念，也会面对你的错觉。错觉指的是那些统治着你的生活，而你却浑然不觉的错误信念。当你可以简明而清晰地阐述出一种自我错觉，你马上就会注意到那是一种孩子气的空洞无物。比如，"我必须自己做所有事"这个想法就是一种错觉。当你认识到它并将它表述出来时，你就会发现它并不真实。

"我现在想要什么?"指引你思考自己的冲动、动机和行为，从而训练你将意识力集中于通常非常晦暗不明的内心地域。只要你花时间去审视并接受现实，就不难知道你想要什么和不想要什么，即使这些现实并不符合你构建的自我意象，。

心路治疗中的这些发现和认知都发生于内心之中,不受任何人的调和,也无需经受任何人的推荐、看法或回馈的滤网。这也是为什么心路旅行需要无畏的自我独立和自我信赖。当涉及到理解你自己的感受、想法和欲望时,没人比你更有发言权。但是一旦你揭开了行动、反应和思考的行为模式和习惯模式的盖子后,你常常要付出很大力气去承认它们。

旅行的向导

地图(258 场心路治疗讲座)和指南针(能够无惧他人压力、自由询问内心的天赋)已足以开启一段旅程。当你开始旅行时,这本旅行指南就派上用场了。它包含着有关你内心世界的小窍门、指导原则和背景信息。此时这本旅行指南已经在你手中,把它看作是与令人着迷的崭新现实的首次接触吧。

出 发 之 前

心路治疗向导用"高级自我"这个词来表示人类的神圣内核,而地图和指南针会在高级自我中相遇。每个人都存在可供自由支配的神圣闪光。

"某些时候,高级自我也被看作是圣灵。这里说的圣灵并非是通常意义上所指的一种存在或神的三位一体之一。它是任何生灵在某种程度上所拥有的神圣实体,无论它已经摆脱了其

它实体的束缚或是还受着其它实体的遮蔽。"(PL20)

最终,当我们走向整个旅程的终点时,会发现正是神圣的实体充满了整个宇宙,除此无它。余下的不过是幻觉、游戏、彻头彻尾的无意义。

可对于当前的你来说,知道这一事实除了对具有更大架构的现实有些较抽象了解以外,并没什么益处。当你面对一张张要支付的账单、工作中的一次次冲突,以及一个很不开心的孩子时,所有的尘世现实都是幻觉这一深刻真理是无用的。处于你现在的情况,"走向成功的七个步骤"比"欢迎来到并非真实存在的旅程"对你更有益。

在某种程度上正同导师所说,如果你意识到尘世生活只是一场你正在玩的游戏会有些帮助。也就是说,你从诞生在地球上那天起就扮演了一个角色——真实、沉重、严肃、困难、充满磨难和考验的角色,当然了,最终是光荣而成功的角色——但角色的本质始终只是角色。你不是这个角色,只是在时而出彩时而平庸地扮演着它。如果你扩展你的意识,就能慢慢放弃对所扮演角色的认同。你可以学着去观察它,而不是被它禁锢住。

心路治疗向导表示,在我们开始尘世生活时,忘记"这只是场游戏"是必要的——这就是为何我们忘记了其它的现实或世界。如果我们能够对我们的灵性自我记得更多些,就不会过于严肃地扮演我们的角色,但也就错失了来到此世的意义。向导所用的类比是富人假扮乞丐的概念。一旦他知道自己是个富人,就不能真正地感受和理解乞丐的生活。

因此,我们注定要严肃地对待人生,但要带着心灵光芒和一种直觉去对待人生,这种直觉承诺会带来更伟大、更深入的东西——解放我们的神性自我,找回充满创造力的和充实地存在的天赋权利,而无需引起冲突和痛苦。

"神就在你心中。如果你能动员内心的神圣力量,而非等待它们从外界降临,它就在你心中。并且,只有放弃破坏性态度和一些需要你亲自发现的毁灭性,才能动员神圣力量。" [(PL88)]

在内心旅行中,你会渐渐地看到和感受到:在终点处,除了神或者说神性以外别无它物。我们走在通往统一的道路上,而我们对高级自我的片刻体验只是"终极现实"这场盛宴的开胃菜。

"体验高级自我的过程并非一帆风顺,因为它为很多层不完美、很多层重物和所有强迫着地球生命的扭曲所覆盖着。如果这些覆盖层不存在,尘世生活也就是多余的了。如果高级自我能够像其他事物一样轻易地显示自身,你就不必一再重生;你会获得足够的完善,无需再经过一次次被赋予形体的过程。然而,错误和不完美总会在某处露出头来,令高级自我受限……此外,高级自我的声音是如此邈远和轻柔,有时还显得很难以接近,所以它不会说许多话来清楚地指明你的道路,而只是指引你听从你称之为'良知'的声音。因此,高级自我能够影响你,让你与低级自我斗争。当你倾听高级自我的声音时,它可以通过某些行为和反应让你在人生旅程中认识它。" [(PL11)]

你必须放松下来,才能够听到高级自我的声音。冥想是达到这一目标的宝贵工具。冥想中重要的一点是要在思维中留下一个深刻的印记:最终,一切都是神的恩典。无论发生什么,只要你意识到自己在根本上以及最终是安全的,都可以放松下来。

但我们中的大多数人都不可能在冥想垫上坐一整天。这就是为什么在日常生活的严酷现实中,你可以采用另一种方法来保持与高级自我的联系。这个补救方法叫做认同——或者更准确地说,是认同的转变。

很多时候,我们都过于严肃地看待自己的角色了,以至于认为自己就是那个角色。于是我们的这场戏就变得严肃而死气沉沉。目的决定手段,我们被完美扮演自身角色的冲动束缚住了,快乐成了只在周末或假期才有的东西,游戏式的争斗变成了战争。

有个很简单的窍门可以解除这种束缚:就是转变你的身份认同。从把自己等同于所扮演的角色转为将自己视为角色的观察者。当你开始转变这个步骤,你就接触到了你内心的观察者和见证者:你的意识自我。

人类大脑机械地认为意识是人格独有的副产品,它只能以人类意识的形式存在,并且只与大脑有关。事实并非如此。意识并不需要一个固定形式。(PL189)

意识远比思维和感受广阔。意识包含着你所有的一切,同时又超越你的存在。

"在普遍自我在你身上充分展现出来之前,你现在就能意识到普遍自我的一个方面:你当前的意识自我正处于最好状态。

这是你被限制住的灵性存在的一种体现,但仍是你的真实自我,是需要理清所有困惑的'你'。"^(PL189)

如何理清自己的困惑?去观察它是什么吧。不是那些你要成为的东西,而是能够真正地、真实地感受你的自我中如同现实的东西。在你认识到自己的困惑是什么那一刻,即使你不喜欢所认识到的,你就创造了新的余地、空间和自由。你通过这样做可以逐步解放自己,你对自我的观察就是这一自我解放过程中的工具。就像耶稣已经告诉我们的:真相能给你自由。

"把自己等同于那些丑陋特质的你,和识别出那些丑陋特质的你,位于两种截然不同的状态。识别出它们的那一刻,你停止了将它们等同于自己。从你感受到自己属于观察者而非被观察者那一刻起,就再没有必要再自我挫败。"^(PL189)

此时此刻,你存在的真实自我就是你的高级自我。这是一个你可以安全地认同的自我,你会不断从它那里获得力量,因为你已发现了要走的路。完成认同转变的过程困难吗?起初确实不易。你已十分习惯于自己的角色,以至于忘了那只是一个角色。但熟能生巧。

第三章 启程

现在你即将开始这次内心旅行,按照心路治疗向导的建议和指点,请花点时间问问自己:我想要这样吗? 我真的想要这样吗? 我想要踏上一条可能崎岖艰难,任重道远的道路吗? 如果这条道路有可能让我做出与这个世界推崇的价值观相冲突的事情呢?

在我们的整个生活中,总是被不停灌输着各种各样的外在现实:世俗的成就和成功、外表、金钱及地位。成功没什么不对。事实上,这条自我认知道路的目的地就是真正意义上的成功——可问题是,什么样的成功才是真正有意义的? 心路治疗不是教条,并不会制定行为准则,"外在"的成功或许是重要且有价值的——但充其量,外在的成功只是事情的一面。

事情的另一面则不太受欢迎,其原因在你阅读这本旅行指南时会变得越来越清晰。内心旅行会为人嘲笑,或遇到这样的告诫:这东西漫无边际、虚无缥缈、是给自我封闭、自我中心的人设计的,对你没有任何好处,是在逃避现实的人生斗争。

如果你继续沿着这条路走下去,以上的批评会逐步加剧。

媒体、政客、专家、教师、牧师,也许还包括你的家人和朋友都可能会说:"别去那里——那里很危险。你可能会死。"

你知道他们是对的。这很危险,你可能会死。实际上你将会不止一次地死去,因为经受自我恐惧的感觉就如同死亡。当然这是个耳熟能详的宗教象征:为了获得新生,必须让旧我死去。但遵循此言让人遭遇的恐惧可不是象征性的,而是非常真实的。

你真的想要这样吗?

"这条道路对个体所要求的正是大多数人最不愿给予的:坦诚地面对自身,发现当下所存在的,消除面具和掩饰,以及经历个人毫无遮蔽的脆弱。这是一种苛求,但也是通向真正的平静和完整的唯一现实途径。"(PL204)

学 会 信 任

启程之前为旅行做做准备是明智的。让我们先来好好检查一下自己的行李。带得越少,负担越小,最好就是什么也不带,可以自由得如同空中飞鸟。不过,"轻装旅行"在这次旅行中有着特殊的含义。你会不由自主地携带很多东西,因为你有种十分需要它们的错觉。你事实上已拥有了所需的一切,并且在生活中的任何时刻,你都拥有所需要的一切,但是你从未学会以这种方式去信任生活。这并非是你的错误,而是给你的机遇。每个人都想信任生活,信任高级自我的直觉智慧。这就是为何教师、导师、智慧引导者的智慧典型会不断出现在艺术和文学作品中,那是人们想要信任生活的象征。不过在心路治疗中,我们清楚,我们无法找到可以寄托这种信任的外在事物,取而代之的是,我们在内心找到了它。

你最需要为这次旅行所作的准备是接受现实的意愿和摆脱幻想的决心。接受现实意味着在旅行中承受所携带行李的重量。在人生的初期,你或许还能轻装上阵。但随着在人生道路上的前进,你收集了很多东西并把它们放入了行囊:评判、羞愧、内疚、拒绝、惩罚、恶意、仇恨、悲伤、痛苦、不一而足。即使你并未察觉,但你一直都背负着这些前行,它们让你越来越不堪重负。走上这条道路意味着,你对现在所携带的行李有着越来越清醒的认识。

"如果你期待这次旅行能让你忘掉悲伤和痛苦,或者让你掩饰起人格中你最不喜欢或十分厌恶的方面,就不要踏上这条道路。"(PL204)

幸运的是,你所携带的不只是沉重的行李。你有能力拥有很多能在旅行中帮助你的积极质量,其中最重要的一种是来自于你的高级自我的灵性直觉。它是你神性的一面,也是你的自我向导。它时刻在帮助、指引和支持你。充分解放这一高级自我是这次旅行的主要目标,也是最终目的地。

"完美已在你的心中。"(PL7)

现实中的旅行都是一步步走出来的,心路旅行也是如此。它需要大量的时间——事实上是到达目的地之前生生世世的时间。但只要在路上走一段,你就会发现喜悦和充实就蕴于这一旅行本身之中。

即将出发

现在,出发的时刻到了。经过长时间精心准备,你已经整装待发。但当启程之日临近时,你最初的满心期盼似乎开始衰减,而恐惧和抵触逐渐增强。这种恐惧和抵触和你即将开始外在世界旅行时的感受相似,都觉得离开家是一次充满压力的体验。比如去尼泊尔山中徒步六个星期或许是你长久以来的梦想,但在出发前的几天里,你仍会感到很大的压力、紧张和对未知的恐惧,这都是正常的。

为什么不待在家里?

因为你早晚要离开家,就像胎儿成长九个月后必须离开子宫一样:你不得不离开自己拥有的安全、熟知和可信赖的想法。如果你试图赖着不走,你就会经历巨大而不必要的痛苦和折磨,总有一天压力会让你无法承受,不得不离开。你其实清楚这一点,但大部分时间都想要忘记它。我们都喜欢"安乐椅中的旅行家"的生活:读读他人的历险经历,看看电视,幻想着那遥远的国度,无需承受真正出发所带来的不适和风险。

"不!我就不去。我不想长大。我不想付出代价。我不想承担作为成年人的所有责任。我宁愿待在家里。"

什么是"不,不是现在"？向导认为这是无知、盲目、歪曲,从根本上说是无意识的行为。你首先必须意识到"不,不是现在"这种消极性,才能把抛在脑后。

"很多人相信,对人生的积极态度意味着无视其自身的消极性,真相完全不是这样。"[PL125]

对啊！幸运的是,你心中除了抵制之外还有勇气,有对发展的渴望,有对冒险的渴求,有成长起来、体验更多生活的意愿。在决定是否开始旅行时,去感受一下"不,不是现在"和"好,从现在起"的力量。

"'好,从现在起'是对生活的拥抱和接受。它的运动是平稳而和谐的。"[PL125]

如果你只能感觉到"好,从现在起",那你大概不是地球上的生命,因为地球上的生活是二元对立的。面对"不"是心路旅行的基本要素。幸运的是,"不"的力量最终要比"好,从现在起"要弱得多。

你在考虑是否出发时,一方面会感到恐惧,另一方面也会感到勇气和向往。如果你想要改变自己的人生,你必须迈步踏上通往内心世界的旅程。向导对这个问题讲得很清楚:

"你不能把手放在膝盖上干坐着,等着事情起变化,而不去由内而外地改变自己。无论你人生中发生什么灾祸,你都有能力去改变。只要你不是只想进行表面上的修修补补,你就可以通过改变自己的行为来彻底改变自己的生活。"[PL40]

是的,你正在深思熟虑要踏出的一步,将改变你的人生。你也坚信这一点。花点时间感受你的身体,闭上眼睛,深呼吸。

有很多原因让你推迟出发的时间。这些原因永远都会在那儿,它们贯穿了此生以及过去的多次生命。可若是你倾听灵魂的呼喊,你将知道真的就该在此刻出发,就现在!

"所以我诚恳地告诉你们,不要将这项工作拖延到来世。就算到那时你也不会感到更容易,你永远没法撂下这项工作不干而自己逃掉,因为你必须完成它。无论你觉得有多晚,永远都不算太晚。你在这个世界上完成的一切都将有永恒的价值。"(PL25)

也许你已经花了一生等待他人为你代劳,但这次除你以外没人能迈出这一步。因为这是你的旅行,你才是旅行者,你得自己决定什么时间出发。第一步是最困难的。

"第一步必须深化停留于表面的认识,先做这件事是为了彻底理解你的整个人格。当你首先实施这一步——这只要你忍受点小麻烦、花点时间就能办到——你就能自然而然地做出决定并且有毅力指引你的人生和精力走向灵性,你会认识并充分理解到这是能解决你尘世生活中问题的唯一途径。"(PL3)

令人欣慰的是,如此努力的你并不孤单:

"如果你愿意选择这条道路,就会得到指导和帮助。但首先,你要在心里清晰地形成这种意愿和决心。"(PL15)

旅途愉快!

以下是涉及本章主题较多的一些心路治疗讲稿。你可以在
pathwork.org 上免费下载：

PL1"生命之海"

PL17"呼唤——每日回顾"

PL32"做决定"

PL75"人类发展的重大转变：从孤立到联合"

PL154"意识的脉搏"

PL211"外部事件反映自我创造——三个阶段"

PL245"各层面意识的起因和后果"

第四章　旅行者

　　你即将踏上旅途,但你是谁? 谁是旅行者? 在每一次灵性求索中,这都是最根本的问题之一:"我是谁?"我们习惯于用自己的名字、职业和对众多质量和性格的讨论来回答这个问题。这些都对,但都只描述了我们的人格和以实体方式显现的身体。

　　你可能会这么回答:"我就是我所做的事和我表现出的样子。"这样的回答说明你已经完全认同了自己的角色。你的价值已经由你的表现和成就所决定。但你人生中总会有一天,你会不满足于这个答案。生命变得单薄、平淡、肤浅了。你越来越注意到一种对深度、灵感、真正乐观的向往。在那一刻,你开始想要用心路治疗中所说的"你的高级自我"来充实自己的人格。

自我和高级自我

　　你的高级自我是一直伴随着你的真和爱的来源,但你在生命历程中疏远了它。心路治疗的目标就恢复与高级自我的接触。对于导师所称的"小我"来说,日常生活是一种起初为了生存,继而为了控制的奋斗,而高级自我则有着更广阔的视角。

小我	真我
生存	生活
控制	放弃
缺乏	充足
奋斗	随遇而安
直接	间接
部分	全部
抗拒	接受
二元	统一
外在	内在
恐惧	爱

由以上比较可见,小我有很多消极特征,但这并非向导所说的自我概念的唯一含义,也存在着我们生活中不可或缺的健康自我。如果说高级自我是我们的心脏,健康自我则为我们提供了头脑和手脚。我们需要把自我这种工具来对待现实,所以我们无法逃避必要的一步:去理解和转变小我,以便建立和发展健康平衡的自我。如果我们想略过这一步,我们会发现生活会迫使我们折返回来。

"一个自我意识没有充分发展,自我意识薄弱的人是没有能力掌握和应对生活的。"(PL132)

当你被内心旅行吸引的那一刻,你就处在一个人生转折点上,你的自我层面已不足以让你继续前进。自我不止如此,你也不止如此。许多个世纪以来,人类已经用"灵魂"这个概念来形容这一现实。你目前的人格只会持续这一世,但你的灵魂已经游历了很久。

健康的自我

我们需要一个"成熟"、稳定和健康的自我来制衡和发展小我,以免我们在缺乏对真我的认知时,会被控制欲所困住,或被压倒一切的情绪窒息。成熟自我源自处理和看待我们的这些情绪的方法——去理解你的人生历程,通过建设性地对待外在世界来忠于你自己的人生。

发展这样的自我是成长的结果。孩子没有这种自我,他们正忙于树立这种自我。我们人生中的很多问题之所以存在,正是因为我们以一种不平衡的方式长大。在我们生活的某些方面,我们仍然是个孩子,我们越能学会摆脱生活背后的童性依赖以及童性全能,作为成人的我们就越能让原始孩童的纯粹本质在我们身上流淌:好奇心、创造力、自发性、游戏性以及快乐。

我们内心的孩子存在于身体和情绪中,它的注意力尚未开发出来;我们内心的成人通常存在并来自于自我;而我们的高级自我则存在并来自于灵魂,从这一视角很容易看出有关自我问题的不同层面。人没有健康成熟的自我就无法正常运转,而过度发展自我又会隔断与灵魂的联系。

"过度发展、过度强调自我的人无法达到真我。"^(PLI32)

在心路治疗中,自我也被称作"外在自我",相应的,高级自我或者说真我也被称作"内在自我",即与生命整体相连的自我。

"内在自我或曰真我,是自然,是人生,是创造。"^(PLI32)

心路治疗指南不断强调:你的道路上没有快捷方式。如果你不愿意去努力发展健康、成熟的自我,而只想通过懒惰地听之任之去到达灵性现实,你会发现自己遇到了麻烦,比如:你无法以成人方式照顾自己;在你生活的某些地方,你仍被禁锢在依赖性中;你会发现自己一再被丢进消极的重复模式中,直到无法逃避必要的成长为止。

"只有当你的自我能够妥善地处理你的人格和你的身体所处的状况时,你才能深入理解你真正的才能、可能性和潜力"^(PLI32)

自我是你此生需要的工具,但非你的自身。你的真正内涵要丰富得多。你的本质,那个更伟大的自我,并非是刚决定要开始一段旅行。令人吃惊吧!你之前已经走在路上了。

在难以置信的很长时间以前,你就已经开始了这段心路治疗所说的灵魂之旅。这是一次所有人都参与其中的旅行,但我们大多数时候没有清醒地意识到这一点。我们的确忘记了自己来自何处,不过本应如此。因为以这种方式我们可以充分地专注此生和这些讲座给我们的教导。

你现在拥有的此生是一系列人生中的一场,而且很可能不是你在地球上的最后一场。你不相信吗？没问题，这不要紧。心路治疗所说的关于灵魂之旅的任何事都可以运用于你的今生，而无需参考此前或此后会发生什么。

你是身处地球上的人类这一事实意味着：你同所有人一样，都在返回我们曾了解过的统一的路上。有个区别是：本原的统一不在地球上，但我们的任务是在这里，是在当下。当我们意识到在地球上与神合一时，就到达了人生的目的地，并已准备好在另一个空间继续我们的进化，但之前的一段时间，我们得在地球上忙碌。

作为人类个体的我们共同完成着这场心灵之旅。在人生中，你将经历人类在进化史上经历的相同阶段。灵魂之旅有十二个阶段，为每个人的生命进程提供了某种蓝图。

心灵之旅的十二个阶段

1. 与神合一

我们来自于本原的统一，它也一直在我们之中伴随着我们。

"我不是说普遍精神在你心中。我指的是：你就是它，只不过大部分时候你并不知晓。"（PL175）

在你拥有的生命中，你可以把这一阶段看作出生之前的状态。在未有躯体之前，你和高级自我的接触比现在多得多。

PL22 拯救

PL48 宇宙中的生命力

PL105 人与神的关系的不同阶段

2. 脱离

随着出生,你脱离了统一,至少这是我们所体验到的。事实上,我们的灵魂还生活于统一之中,但这并非我们对生活的理解。我们所理解的是:我们每个人都作为一个单独、孤独、疏离和孤立的个体,在发现和感受生活。

由于我们存在自由意志,作为群体经验的脱离在过去和现在都能发生。

"所有的生命都有可能,甚至从他们存在伊始,就自由地选择遵从或违背神圣法则生活。"[PL20]

违反神圣法则这个决定创造了各种形式的恶。这在很久之前曾发生过,今天仍在发生。恶无论在之前还是现在都并非崭新的东西:它不过是对本原的爱和真的歪曲。和谐扭曲成不谐和争执,美好扭曲成丑陋,智慧扭曲成盲目,爱扭曲成仇恨和恐惧,兄弟之情扭曲成以自我为中心,统一扭曲成了分离。

在人生中,每当你感到自己与伟大世界的联系正在被割裂时,你就在体验着与统一的脱离。

PL21 脱离

PL134 恶的概念

PL184 恶的含义及如何超越恶

3. 灵魂分裂

你可能觉得满心茫然,但你的灵魂知道一切。灵魂是无边无际的庞大实体,由纯净的光芒构成。但那个伟大区域里仍存在着小小的扭曲。扭曲如此稀少、如此渺小,就像干净而清洁地面上的沙粒。未扭曲的部分仍能注意到自己是在统一中与神在一起,它就是神,而沙粒暂时没有注意到统一的存在。一部分灵魂注意到统一,而一部分没有,两者之间的分裂就被称为灵魂分裂。未注意到统一的部分会带来很多问题。

"你的自我人格如同它现在表现的那样,不过是你完整人格的一个或几个孤立方面。你完整人格(或者说真我)的更广大、更充实、更纯洁的方面还没有得到明显展现。"^(PL208)

PL45 有意识和无意识欲望的冲突

PL128 通过有限的幻想替代物,人为树起的藩篱

PL160 调和内心的分裂

PL243 存在的巨大恐惧和渴望

4. 化为实体

作为灵魂的我们一直渴望着治疗这种灵魂分裂。通过化为人类的形体可以激发这种治疗。事实上,化为物质实体这一过程正是针对灵魂中那些微小而扭曲的部分而设计的。你带着它们来到世界,为的是改变和净化它们。在你降生之前,作为灵魂的你已经为下次生命制定了计划,也就是你的人格。精神世界的各种协助者帮你制定了这个计划。

"当一个灵魂实体承担了化身为地球上的物质实体的任务,它就把要履行的任务带到其中:人生计划从此显形。"^(PL3)

在此计划中,你制定好了每一世的目标。这些目标不是关于"变得有名有利"或者"积累权势和影响力"的,虽然如果你可

以从中得到帮助并从这些经验中得到学习的话,这些目标也能成为你人生计划的组成部分。但就本质而言,你的人生计划都和灵魂成长,克服阻碍和转化消极性有关。

"当人们处于受限自我的状态时,他们做事的目的性会非常强。为了净化和统一的目的,你以这种有限状态显示和表达着自我。"(PL208)

PL34 准备化为实体

PL195 通过认同灵性自我,克服消极意图

PL216 化为实体的过程与人生任务的联系

5. 移情于父母和环境

我们选择了地球上的某处,在这里我们能够真正面对和纠正自己的错觉,得以返回神的身边。我们选择了父母和所生存的环境,因为它们非常符合我们的错觉并为我们提供了机会来改正。父母代表我们带到世上的主要是二元错觉。他们的任务是挑明我们的问题,让我们可以解决它。父母能以无穷尽的方式带给我们这种焉知非福的问题。

"父母与子女间的关系是最激烈、最具戏剧性的业力关系。未获解决的疑惑、冲突和随之而来的根本分裂都会在亲子关系中接受最具戏剧性的挑战。"(PL118)

你带到世上的分裂会先转移到你父母身上,你选择了他们!然后又转移到你生命的其他人身上。

"由于你不得不根据自身的分裂来回应你的父母,你就不得不在此后的人生中,以类似方式对他人做出回应,即便后来的

情形与当初只是有些相似。"^(PL118)

PL73 迫使自己重现和克服童年的创伤

PL99 对父母的虚假印象——起因和治疗

PL226 接近自我——不容忍低级自我的自我原谅

6. 需求没得到满足

没有人是完美的,即使是你的父母。人生会带来失望,需求无法得到满足。这样的结果令人沮丧、受伤和痛苦。

"孩子很少得到足够的成熟的爱和温暖,所以他们会终其一生渴望于此,除非他们能意识到这种缺乏和伤害,并恰当地处理它们。"

PL92 压抑的需求

PL192 真实和虚假的需求,它们与人的意识状态的关系

PL237 领导力——超越挫折的艺术

7. 痛苦

遭受痛苦的孩子会觉得茫然无措。作为一个孩子,他唯一能做的就是把痛苦推开、对痛苦麻木、否定痛苦。他无法像成年人那样:通过感受、接受及最终释怀的方式来承认痛苦。

"无论你多爱自己的父母,你心中都存在着一种无意识怨恨,这种怨恨会阻止你原谅父母所造成的伤害。只有你认识到这种深藏的伤害和怨恨,才能原谅和释怀。作为一个成年人,你会把父母也视为普通人。他们并非孩子所想象、所希望的那样无瑕和完美。"^(PL73)

PL89 情感成长及其功能

8．防御

我们不想感受情感上的痛苦,因为我们心中的童性认为去感受痛苦就如同死亡。因此我们发展出多种让自己抗拒痛苦的办法。许多人建立了复杂的防御机制,并且多年忙碌于毫无结果、毫无希望地去加强这种防御,最终使内在自我陷入窘境。这些防御机制不仅无效,并且还一再创造出我们想要回避的痛苦,不断地创造出童年的痛苦。因为我们将自己视为受害者,并且没领会到自己的创造力,我们陷入这种恶性循环。由于我们一直在告诫作为成年人的自己:我们必须捍卫自己;我们便求助于向导所说的伪解决方案。伪解决方案有三种类型:退缩、屈服和敌意。

"所有的伪解决方案都给自己和他人带来难以言说的痛苦。你通过退缩拒绝他人,拒绝给予他们你想要给予的,以及他们想要从你这里得到的爱。你通过屈服放弃了爱,只期盼被人所爱。你也看不到他人也有脆弱、缺点及需要。你拒绝承认他们的人性部分,因此伤害了他们。通过攻击性的解决方式,你把他人一把推开,以错误的优越感公开伤害了他们。"^(PL100)

心路治疗为逃离这个牢笼提供了一种方法,其中有一件事你必须去做:认识是什么让你如此恐惧,感受与之相关的痛苦。这种感觉如同垂死,却能带来新生。

"如果你仅让痛苦存在,不采用'痛苦将毁灭我'或者'痛苦将永远持续'这类玩游戏似的态度去感受它,对痛苦的体验将释放出在你人生中越来越起作用的巨大创造性能量,并打开通向你的灵性自我的渠道。"^(PL204)

PL47 内心的墙

PL101 防御

PL233 言语的力量

9. 醒来

无论我们的防御机制看起来有多完美,我们在旅行道路上迟早会听到警钟。生活中总会发生些事情,能让人为构建的整个防御机制彻底坍塌。被解雇,所爱的人离开,一场重病,亲人去世。这些事情看上去糟透了,但它们也是开始,是让你改变生活轨迹的邀请,让你发生改变的机会。

"将要化为实体的灵魂都明白他们需要艰难险阻来唤醒自身,让它们不再受事情以及所有被它们吸引的事情的囚禁。于是在化为实体之前,灵魂也许会这样问高级存在:'我请求你帮助我,不仅用你的力量和指引,还包括当你看到我没达到应有的目标时,给我以考验和磨炼。当这些考验和磨炼到来时,我就有更好的机会清醒过来,并用不同视角审视我的人生,这比所有事情都丝丝入扣地运转,我的所有愿望都在可能的范围内被满足要好。'"^(PL3)

PL183 危机的灵性含义

PL190 经历所有情感的重要性

PL220 通过关注内心声音,从刻意的麻醉中再度觉醒

10. 自我净化和自我发现

随后就是一个漫长而复杂的过程了,从认识你自己到走向灵魂最深处。一旦你开始了这个过程,就可以祝贺自己:你已经在路上了,但这不意味着自我净化是个可以速成的过程。

"我也许会使用这样的描述:人的灵魂是机械装置的一块非常精密的碎片。净化不仅是简单地克服你的缺点。它没那么简单,并且要花费很长时间。只有你深刻地领悟了你到现在未曾注意过的很多自身倾向和反应,自我的净化才成为可能。所以你的近期目标不可能是完美的,即使这是最终的目标。了解最终目标,但先朝着近期目标努力:认识并接受'你是你自己'。这一过程说明你放弃了对自己的幻想,以健康态度看待自己的缺点,学会根据人生法则生活,不逃避时而发生的必不可少的困难。这包含了你在这里学到的一切。只有完成了这一任务,你才能逐渐改变自己的某些错误倾向,开始做出不同的反应。明确和净化你的动机是第一步的。"[PL33]

关于如何做到这一点,心路治疗课程提供了充足的建议。在这本旅行指南中,我们将进一步讨论你内心风景的不同方面。

PL60 幻觉的深渊:乌托邦,自由和自我责任

PL108 无法爱造成的根本性内疚——义务

PL180 人类关系在精神层面的重要性

11. 转变

自我发现和自我净化的过程让你越来越接近彻底转变。慢

慢地,对本原的爱、力量和真实的扭曲消融了,它们重返自己的纯粹状态。

"哪里有错觉、无知、错误看法,以及被抑制的感情问题,比如苦恼、固执、僵化和惰性,哪里就存在着必然产生干扰和消极体验的停滞能量。这是一种很有能力的能量。只有你直接、真诚地释放它时,你才能转化这种能量。"(PL208)

这是一种自发的转变,与那些你借助意志力能够做到的事不同。你能够通过努力自我净化来创造看来不错的状态,但终会无能为力,只能放弃。转变是恩典的一种形式。你可以通过放弃对它的抵抗来接受它。

PL113 自我认知

PL130 充足与接受

PL250 从内心感受恩典——暴露你的弱点

12. 在世间与神合一

这是你的命运,也是我们所有人迟早要抵达的目的地。整个心路治疗讲座中一次又一次地重申着这句话所意味的承诺。

"对那些有勇气坚持不懈地走完全程的人,他们的内心将会收获何等的荣光。"(PL204)

"所有分裂个体的最终目标都是重新统一更伟大意识的个别、分离方面与其整体。"(PL207)

"真正的沟通会为把天国带到尘世做出贡献。"(PL257)

PL203 神性闪光照耀外在领域

PL213 "放手,让神决定"的灵性和现实含义

PL234 完美、不朽、全能

"我在这儿干吗?"

在这次心灵旅行中,第九个阶段是重要的转折点,那是你醒来的一刻,也是你开始接触人生真正目的的时刻,"我来到这里是为了什么?"这个问题具有压倒性的意义。

在我的人生中,有很长的时间并不知道自己在这里做什么。我只是活着:去学校、做作业,是为了免于被批评;参加小提琴课,是因为父母期望我学这个;加入曲棍球队,因为我被期望如此,并且其他的队友也指望着我;高中毕业后,一般是一份工作会让我知道下一步该做什么,因为我并不知道自己真正想要的是什么。我被电影学院、社工学校和新闻学校的教师培训录取了。我选择了最后者,因为写作对我来说是自然的选择。但是我真正想要的是什么? 我不知道。我嫉妒那些看起来很清楚自己想要什么的人,但我又怀疑他们是否只是"看起来"清楚自己想要什么。

我不知道自己想要什么,但非常了解自己不想要什么:我不想失败,不想烦闷,不想受穷,不想没有汽车,不想孤单,不想厌倦,不想与人冲突,不想技不如人,不想被人可怜,不想满心烦恼。因此我尽我所能地去阻止不想要的事情发生。在人生的第一阶段,我还算干得不错。

在一个周六早晨,这一切戛然而止,我在伦敦的某个广场上忽然被一个想法击中:"我在这儿干吗?"我 26 岁,在一家美国公司有很好的收入,经常与朋友出去交际。表面上我的人生很完美。但我还是忽然被这个问题狠狠地、令人不快地击中了:"说真的,我到底在这儿干吗?"我感到了一阵令我发抖的内心空虚。

于是我努力采取措施来填补这种空虚。我有了个有趣的新爱好——吹玻璃,我开始与一位女士约会,她似乎喜欢我,并且她在伦敦市中心有套很不错的公寓。我开始为新工作、新房子和新车做规划。有一阵子这招挺管用。但随着时间流逝,问题又回来了:"我在这儿干吗?"

这个问题时不时会袭上心头,当我开始在大学研读法律并选修了一门刑事辩护课程,当我坐在母亲的病榻前试着感受同情,当我住在法国比利牛斯山脉的房子里却忽然感到美丽的景色令人厌恶时,它都出现了。

从那时起,我花了很多年时间才发现:我所追寻的东西在外部世界根本找不到,而是存在于我的内心世界。很久以来我就知道这条理论知识,而真正体会它完全是另一码事。这种认知,不是那种发现之后终你一生都不会再溜走的认知。你感知它的方式很有意思:你越用意识紧紧抓住它,它越容易溜走。每一天你都有新的认识。你无法回到从前,也不能停滞不前;你必须坚持不懈地继续前进。这种继续前行并且走向不同方向的必要,诠释了《等待戈多》这出荒诞派戏剧中的两难情形。进行心路治疗就是继续前行,即使是走向你认为自己无力涉足的地方。

"你绝不能放弃探索追寻和冒险前行,否则会再次陷入与内心的真实相隔绝的旧时绝望之中。"^(PL181)

但前进的终点是什么呢?你在人生道路上如此艰难跋涉到底是为了什么?

"成为你真正所是的那个人。"

这句话的意思完全取决于你如何看待人生。如果成功奋斗到退休可以带给你真正享受生活的自由,那么"成为你真正所是"这句话对你意义不大。在你的世界观里,心路治疗不过是些含义模糊的谈话,也许还意味着要让你损失钱财。就像某位精神导师所说的:"放弃你的所有物质财富,把它们交给我。"

但正在阅读这本旅行指南的事实表明,你正渴望着更广阔的人生视角。你至少瞥见了比你的人格层面更高的部分。你认识到自己不仅是那个主要将人生视作为了生存的挣扎的自我。你不只想要生存,还想要生活。

事实上,你既然在读这本书,就是个幸运的人。就像藏民所说,在你人生中与灵性之路相遇的机会非常渺小,能真正走上这条路的机会也很小。

从自我层面转向高级自我层面是你此生能采取的最关键一步。其他各个学派、传统、教派也都主张这一步,认为这种转变能终结所有的痛苦、苦难和灾难。通过成为一个不同的人,而非通过改变外在世界来完成这种转变,你成为一个不同的人意味着外在世界将会发生转变,但这是额外的好处。

"从自我为中心的孤立转变到与所有事物的联合,是精神

实体进化道路上最根本的步骤。在此生或者它生的某刻,转变必会到来。"（PL75）

因此,心路治疗并非是将自我中心向高级自我转变视为关键的唯一方法。不过在我看来,有两个紧密结合的方面令心路治疗方法显得十分特别:

首先,心路治疗是将灵性和心理维度相连,将天堂与尘世结合的学派;其次,心路治疗并不把恶视为必须与之斗争的东西,而把它看作是必须要意识的扭曲。意识能消融扭曲,将恶的能量变得美好、有用、有益和积极。

在这条心路上最先的和首要的是,你会遇见你自己。你与所有其他人的互动,包括与那些你不喜欢的,激怒你的,令你生气的,与之争执的,拒绝和不赞同的人的相互关系,最终不过是你自己的倒影。

第五章　行李

　　有个问题带来了旅行前的大部分压力："我应该带些什么?"或者换种说法，"哪些是我不用带的?"我们在即将出发时总是害怕忘带也许需要的东西，而不会担忧自己带了太多东西。其实抛开某些东西或者把他置之脑后总是可以的，这为我们提供了一个深刻道理：放手不像想的那么难。

　　当你背着沉重的背包艰难爬坡，或受着胳膊快被行李箱拽得脱臼的折磨，或者在机场被要求为超重行李缴纳重量费时，你最想做的肯定是扔掉这些鬼东西。出发时的你无法选择带两本书中的哪一本，索性就都带着。现在你意识到了，你在旅行中根本不需要书——当然，除了这本旅行指南。那为什么不在旅行之前就清理掉不起作用的杂物呢？

灵性信用卡

　　轻装上阵是旅行的终极幸福。你唯一需要的东西就是你的信用卡。剩下的都是可有可无的压舱物，不是吗？工业化社会的任何有自尊心的人都会有信用卡,灵魂也有一张。而与自我信用卡不同的是,灵魂信用卡是没有信用额度的。你可以用它任意支付,绝不会遇到可怕的"达到信用额度"或者更糟糕的"信用卡被停"的情形。

这张信用卡提供的是爱,无条件的各种爱。我们人类所说的爱通常是其他一些东西:依赖、讨价还价、达到目的的手段。这都是有条件的爱,是自我借爱之名来行使权力。

"天真的感觉总是自发的,源自其本身的。它们是自我的间接副产品……因此,首要步骤永远是自我理解……快乐和爱不是意志控制的过程,我的朋友们。"(PL103)

源源不断的无条件爱总存在于你心中。但你常常无法体会到它,因为对自我来说,要实行"放弃各种条条框框"这一必要步骤,虽不是不可能,但仍是很困难的。自我说:"将要执行的是我的意愿,而不是你的。"

你也许想要无条件的爱,但如果你总是握紧缰绳来控制你能接受的事物,你就做不到无条件的爱。握紧的缰绳就像一位旅行者所说:我希望旅途令人兴奋,但要先保证不会发生糟糕的事,让我能安全地回家。无条件的爱听起来挺美,但却需要决心、胆识和勇气。这本旅行指南自然可以保证说你最终不会受到伤害,会永远平安无事,但只有在未知领域的旅行中战胜了自身的恐惧时,而不是战胜恐惧之前,你才能相信这一点。你在旅程中学会了使用你的信用卡,还会发现你所携带的以及你这些年来一直携带的是什么样的行李。

踏上沟通内外的桥梁

未知事物让人好奇,但也会造成恐惧。今天早上,当你准备好了继续下一段旅程,有可能仍会感到紧张,因为你不知道今天会遇到什么。这是由于你害怕各种灾难,还是只因为你不喜欢意料之外的事情? 在你的旅程中,你知道最终目标是什么,但不知道旅程本身为你准备了什么。你最终的目标是回家,回归高级自我,但此后还不止这些。你现在还未到达目的地,还走在路上。你仍然感到害怕、失落和迷茫;你感觉太热或是太冷;你渴求着某些不在这里的东西;你怀疑这趟旅程是否有意义;你向往着做一些与此时所做的完全不同的事情,可你并不确定自己想做什么。

现在花点时间观察你的感受。不要抗拒任何涌现的情绪或感受,只是允许它产生,看着它,品尝它,通过它呼吸,感受它们在你身体的哪里。跟随着这种感受,集中精神在它上面。它是什么? 也许起初的感觉是模糊的、滑溜的、雾蒙蒙的,但如果你真正集中了精神就会看到它,越来越清晰地看到它。继续看下去,也许各种联想、记忆、意象、想法都会冒出来,但别为这些分心,把注意力保持在你的感受上。你不必做任何事情,只要保持对产生的情绪和感受的关注。它会自动变得更清晰,因为若你专注于对内心的观察,你会发现内心没你想的那样模糊和空虚。坚持下去,保持注意力,探索你身体内部的内在空间。

　　你注意着身体的外表面。你感到自己的后背贴着椅背,脚踩在地板上。你感觉到整个身体正处于休息的状态。但你的身体并非只是外表面,去感受你的呼吸吐纳如何沟通了内外两个世界。注意通过每次深呼吸,你的身体、胸腔和心脏里是如何越来越感到安适的;注意你如何伸展你的注意力,上到你的脖颈、头部,下及你的腹部、骨盆和腿脚;继续拓展你身体的注意力,直至你能通过瞬间的一瞥和一幅图景感知到你的整个身体。这就是你所居住的身体,继续关注这个图景,放松,你是在注视但不是在搜寻。环顾你的整个身体,并且再次问自己这个问题:"我现在能感受到什么?"。让这个问题在你之中摆动,观察会发生什么。下一刻,你的感受将变得清晰,你开始意识到什么是感受的核心。

谈 谈 恐 惧

　　是恐惧吗? 好,没关系。恐惧是每个人都能体验的四种基本情感之一。一旦你在这种情感上贴上了恐惧标签,你会发现引发了各式各样的问题和思考;比如:"我在恐惧什么,为什么恐惧? 为什么为此而恐惧是毫无意义的? 他人怎么看我的恐惧? 我做错了什么让我觉得这么恐惧? 我根本无需恐惧! 我如何摆脱这种恐惧? 听着,我完全不觉得恐惧;只有很小很小的一部分我会恐惧。真烦人,好烦,毫无道理。愚蠢。闭嘴! 走开!"

　　所有这些想法正涌现在你心中,这是可以理解的,但是这都没有用。把所有这些想法放到一边,简单地允许你自己感受这种情绪。这是位于你身体某处的能量,它只想要一件事:被你感受,而不是被解释、被合理化、被解决、被反对、被驱散、被裁决,只是被感受。这就是此刻它所要求你做的。

宣 泄 愤 怒

　　也许这根本不是恐惧,但你注意到你其实在愤怒吗？是的话也没关系,愤怒也是每个人都要体验的四种基本情感之一。你会发现,当你用语言宣泄愤怒时内心也发生着某些变化。

　　恐惧大都令你想要退缩、变得渺小,而允许愤怒则让你感到更加高大和自我扩张,更不用提气炸了的时候。不过,各式各样的问题和想法又会跳出来,它们的温度很快上升,超越了恐惧的层面:"是啊,我很愤怒,耶稣啊,我愤怒之极。对谁？哦,是啊,对他！他和她！哦,是啊,对该死的他！该死的,多么_____"(可自行填空)！

　　也许你的愤怒并非针对真实的人,而是针对生活本身。生活是如此的一团糟,世界上有太多的不公正。自吹自擂的人总是吃得开,电视新闻里尽是惨剧。实际上神把一切都搞糟了,听着,他根本就不存在。该死的！你做的没错,允许和释放这种怒气是种很有效的缓解。在心路治疗中,我们有好几种方法让你能安全地这样做,而不伤害自己和他人。我们甚至有一种为此特别设计的叫作贝特卡的工具,这是一种发泡橡胶棒,你可以用它尽情地击打(通常是击打枕头)而不造成任何损害。能够无拘无束地宣泄出愤怒中的冲动能量是种很美妙的感觉。但要注意这容易成为一种刺激,甚至让人上瘾。哇!气冲脑顶的感觉真好!多好的解脱!但如果你将愤怒的原因完全归结于外因,宣泄你的愤怒也许会觉得不错,可对你没有太大好处。宣泄怒气与摆脱愤怒是截然不同的两码事。

处于悲伤之中

很多时候,你所接近的情感核心既不是恐惧也不是愤怒,而是悲伤。好吧,这也没什么错。悲伤同样是每个人都能体验的四种基本情感之一。而且与前二者类似,只需提到"悲伤"这个词就已经可以引发更强烈更真实的情感能量了。

你心中漫溢着悲伤之情,必须得哭出来。这是一种你所熟知的感情吗?如果是这样,大概你能感到是什么带来的悲伤。还是说你完全不清楚悲伤从何而来?也许你只是觉得某些问题有点麻烦,只是想先好好地大哭一场。那没问题,哭吧。

好了,擦干眼泪,擤擤鼻涕,继续前进。无论遇到了什么情况还是什么不顺心的事,悲伤总是最早涌现在你心中的情感吗?那么你可能想知道它是否带有一点点的自怜。你也许不想听到这些,但去更深入地观察一种情感实际上是什么,这很可能会对你有所帮助。情感奇怪的地方就是,它们似乎很轻易地就涌上心头,它们就这么轻易地产生了。如果一种情感对你而言多少有些新鲜,那放手任它产生对你也会有帮助。如果你从未感受过像悲伤这样的情绪,从改变的角度来说,能让你流下眼泪是一桩幸福的事。

但人类也非常善于运用情感来抵御现实。所有的四种基本情感都有这个作用。是的,也包括我们一会儿会谈到的第四种情感——快乐。情绪是通向感受的桥梁。如果你压抑自己的情绪,就无法走过这座桥梁,但你也不想总待在桥上。你可以在桥上待很长时间,恐惧得颤抖、愤怒得尖叫、悲伤得哭泣、快乐得狂喊,但你的旅程总有一刻会推你向前。只要你允许处于纯粹、本原状态的情绪存在,它们可以帮你成长。可我们很多时候对情绪做了很多其它的事:我们出于各种原因,扭曲了自己的情绪。比如悲伤可以被扭曲成抑郁。

"在悲伤中,你不加自怜地把人生的痛苦现实作为无力改变的东西接受下来。"(PL106)

而抑郁与悲伤不同,对现实的抗拒混在其中。你掩饰着这种抗拒,但实际上,你希望身边的世界为你改变、同情你、为你破例。

"在抑郁中,你向自己隐瞒了你不高兴的真正原因。你用一个虚假的、被你称作'合理'的理由去证明逃离自我、增强自怜的正当性。因此你是在偷偷地对这个世界施加强迫的力量。"(PL106)

如果你能允许情绪保留它们纯粹和本原的状态,它们就可以成为你和你的感受之间的桥梁。感受可以流过你的心中,也许因为它们被某人、某事触动了,但它们也可能是独立的,不必是对任何事的反应。情绪总是反应性的,它们想要改变什么;多点儿这个,少点儿那个。情绪总包含着对现实的抗拒。而如果你能停留在感受之流中,你会发现自己能无条件地接受现实。有些事也许仍让你感到痛,但这次是轻柔的痛,而不是抗拒现实的尖锐的、强烈的痛。

快乐的喜悦

现在轮到第四种基本情感了——快乐。这与前三种情感截然不同,不是吗? 快乐是正面的,恐惧、愤怒和悲伤是负面的,不是吗?

是也不是。快乐的确比其它三者让人感觉更好,更能让你敞开心扉、充满活力。但问题是同样的:快乐是某事的结果,还是说只是快乐简单地流经你? 我们当然都想体验快乐,但如果快乐取决于某些事情,你很可能快乐但不自由。如果你的快乐之源在你之外,那它早晚会枯竭,这是件坏事吗? 哦,我们得说"这就是人生"。乌云的银边所围的仍是乌云,人生中总是有好有坏。心路治疗指出,我们的旅程要从接受人生的二元性开始,但不会停留于此。

超越二元化的尘世生活是可能的,无需用死亡去换取。心路治疗课程指出你在此生的这副皮囊中,就能感受到统一的状态。这就是内心旅程的导向——与人生合而为一。话说回来，我刚才所说的为此无需付出死亡的代价也不完全正确。为了认识就在你内心之中的统一，你要放弃很多幻想，这感觉就像是垂死，但一旦你经历了这些情绪，就会发现一些新东西。

恐惧变为流动的感受

愤怒变为活力

悲伤变为慈悲

快乐变为幸福

描绘意象

从来到这个世上，你就通过一种机制把情绪（还有信念和态度）锁在了自我之中，使之成为你行囊中的重物，心路治疗向导称这种机制为意象创造。意象是你为生活绘制的错误画像。这个过程从你出生之时，也许还要早一点，当你还在子宫里时就开始了。从您开始观察生命在地球上是如何存在的开始，你的观察所得就自动形成了你灵魂实体中的种种印象。

"人格在无意识中创造了带有僵化的形式的反应和结论。我们把这种僵化形式称为'意象'。这一意象由一些印象构成，你通过这些印象得到了普遍的结论。这些印象和结论不仅在你灵魂中引发了一连串连锁反应，最终还将控制和指挥你的外在生活。虽然意象是无意识的，也正因为它是无意识的，才导致了上述情况的发生。"(PL40)

一个这类意象的例子是我曾经对自己做出的结论：我不重要。我从内心深处坚信这个在童年经历刺激下所形成的信念，但它产生的根源还要久远。

"无论意象出现得多么早，它们很少是形成于此生。大多数情况下，一个意象是被从一次生命带到另一生中。这就是为什么在没经历过特定冲突的人心中，某些特定事件并不会形成意象。然而这些事情会在携带同样冲突来到此生的人的灵魂中形成意象。找到意象及其在今生的起源，并充分地消融它是必要的。"（P138）

为了消融这个意象，你必须先发现它的存在。在我长大以后，我没有注意到："我不重要"这一无意识的意象促成了我的人生经验。我为各种现象所困扰，如害羞、担心脸红、在公众场合表达困难，但是我不知道无意识的意象正是这些现象的背后原因。对这一意象的认识来得很晚，在我徒劳无功地尝试了很多方式去克服我的问题之后才到来。

"无力改变你想要改变的，及某些特定事件在没有明确原因的情况下重复出现，是意象存在的两个例子。"（P138）

我试图用自己的聪明才智解决这些问题。为此，我在大学上了一门研究课程，期待一旦获得学位，一切都会迎刃而解。

"当人格成熟时，你的智力知识与情绪'知识'会相互抵触。于是你压抑情绪知识，直至它从意识里消失。情绪知识越是隐藏起来，意象就变得越强。"（P138）

但借助聪明才智并没效果。我的研究课程刚上到一半，我就放弃了,事情看起来如同儿戏。看起来只有在自己的房间里,我才感到放松,之外的人生就像是要去攀登令人战栗的山峰。已经很清楚了,我有个需要正视的问题,这问题与情绪和感受中麻烦重重的区域有关。

　　我在一份当地报纸上读到对一个研讨班组织者的访谈,这是一种疗法。从文章中我得知,大部分人在经过五次研讨班后就被治愈了。我决定试试。那个人所运用的是所谓的心路治疗方法。第一场讨论会后,他给我讲了"重建并克服童年创伤的驱动力"这一课,我缓慢但逐渐地领悟了。我捕捉到了一个意象,开始明白自己心中有一个停留在过去的孩子。

　　"你会毫不惊奇地发现,仍住在你心中的这个孩子没有被你学到的其它事物所同化。这就是为何意象不易被发现,除非你用情绪去缓解自身的童性并穿透意识的非理性层。仅仅记得心中有个孩子存在是不够的。"(PL41)

　　通过让意象变得更加清晰,我能够慢慢地放下它。虽然我经过不下五场讨论会才做到这一点,并且这么多年过去后意象仍会时不时起作用,但我至少能很快发现它了。

　　以下是阐述意象的机制和如何消融它们的一系列讲座:

PL38　意象

PL39　发现意象

PL40　再谈发现意象:总结

PL41　意象:它们造成的伤害

PL93　主要意象,压抑的需求以及防御机制的关系我们中的每个人都有自己的意象，并且当人们谈论他们的意象时，你常会感到对这些话中带有的真实的回声。意象所具有的电荷或者说叫它所具有的能量，来自我们所有人的行李中都携带着的三大消极性：

骄傲、任性和恐惧

这三者都是恶的隐蔽表现：它们为我们提供了某种许可，准许我们保持消极性和破坏性。

骄傲说：我们比他人更有价值。

任性说：我们有权做任何想做的事。

恐惧说：我们必须不顾一切地保护自己。

这三者都以其自己的方式为一种分离、封闭、矜持和怨恨的态度辩护：说到底，是对人生说不，无论是对我们自己的还是他人的人生。三种表现中的每一种都与其他两种紧密相关。骄傲说你比别人更好、更有价值，这意味着你有权利任性，但也会造成永久的恐惧，担心你实际上根本不比他人更好；任性加剧了想获得你之所欲的需求，每个挫折都不仅会带来敌意，也带来恐惧；恐惧说："如果我不比他人更好或是没得到我想要的，就会发生可怕的事情。"你相信可怕的事情就藏在下个转角，因为人生本身不值得信赖。

如果你注视内心，就能发现这三种存在状态。我们中的大多数人都会喜欢其中一项，清醒地知道另一项的存在，最后那项则让我们觉得奇怪和陌生。谁会这样，我吗？

"别以为有人能完全摆脱任性、骄傲和恐惧。"^(PL30)

着手解决这三种趋向的困难之处在于它们都深植于我们内心，以至于我们已经把它们当作自己的本质了。放弃这些根本性的错误就像是放弃自我的一部分。如果脱离这些众所周知的性格特征，我们会成为谁？幸运的是，我们不必与它们彻底决裂，因为它们实际上是对本原的整体性的扭曲。如果我们能洞悉并摆脱这种扭曲，我们自身与我们的本原之光间的隔膜就会消融，积极内核就会得到解放。

恐惧就会转化为爱

骄傲就会成为智慧。

任性就会转化力量。

向导在很多次讲座里谈到了骄傲、任性和恐惧。这一组三个概念是理解心路治疗的一块基石。下面就对你背包中的这三块沉重石头多说几句：

骄 傲

骄傲是一种想凌驾于他人之上的傲慢，它认为自己更好、更有价值、更个别、更值得受到比他人更高的礼遇。

"骄傲意味着什么？意味着你的自我比他人的自我更重要，意味着你想让自己占尽优势，意味着你有虚荣心。如果你感到他人所受的屈辱比你少，那你就仍有太多的骄傲。"^(PL30)

如果你正被骄傲所阻碍,你不得不学会感受"自己并不那么重要",并且不得不学会接受你自己所是。

"如果你对自己天性中的缺点感到绝望时,说明你还没有接受自己所是,意味着你缺乏勇敢地面对有关自己的一切的谦卑——这就是骄傲。"（PL31）

当你学会放下自己的骄傲,你会注意到恐惧也随之减少。这是因为骄傲掩盖着恐惧,反之亦然。

"当你认定自己的虚荣和骄傲十分重要时,就会再次陷入持续的恐惧,害怕周围的人不容许你的骄傲得到满足。所以你在情绪上必须放弃将自己置于同类之上的这种欲望。只有通过这种方式,你才能免于恐惧。"（PL30）

"到底什么是害羞呢? 什么是害羞背后的自卑情结? 那不是别的,而是一种骄傲。如此担心在别人面前的表现,如此希望一定要给别人留下光彩照人的印象的人是骄傲的,如果你喜欢也可以说是虚荣的。这是同一件事情。"（PL42）

任　　性

任性是低级自我和小我的意愿。一个声音说:"不是你的愿望,而是我的愿望要实现。"这扭曲了我们最重要的一样工具:自由意志。

"自由意志是你所被赋予的最好礼物,没有它你永远无法达到似神的状态。不过,必须把它和任性这一低级自我或者小我的意愿区分开。任性力求获得它想要的，既不顾后果也不考虑可能对他人以及最终给自己带来的伤害。只有小我才会盲目到无法理解这个道理。"(PL30)

和恐惧与骄傲情况的相同，任性也被完全束缚于自身之中：世界变得如此之小，只有自私的自我重要。

"任性是盲目和不成熟的状态，盲目到没有认识到它之所欲违背了灵性法则，必将给自我带来困难和束缚。"(PL30)

恐　　惧

每个人都懂得恐惧，所有人也都否认他在恐惧。没有不曾恐惧的人，但我们发现很难公开承认这一点。我们的人生中之所以存在很多问题，正是因为我们无法直面恐惧并审视它。相反，我们试图寻找各种方法来逃避恐惧。恐惧有很多种，但核心总是一样：你不想经历这些，你不想去那儿，什么都行只要不是这么做，请在这件事上放过我，我不想感觉这个，不！

讲座127探讨了恐惧，对人生的恐惧和对存在的恐惧

"对存在的恐惧意味着对人生、死亡、爱、快乐、冒险、改变、失去、未知、痛苦、信任、放弃控制和自我的恐惧。最后一种恐惧包含着明显的冲突，正确与错误之间的冲突，看上去泾渭分明的情绪、感受、反应、冲动、需要、表达之间的冲突。对存在的恐惧包含了所有这些。只要你不理解这种恐惧的重要性，你就不会知道它背后的东西，也就无法克服恐惧。恐惧的背后是进化的

伟大开端,这条或者任何其他真实道路都将带领个体随着宇宙力量漂浮,而不是与之相抗……你会恐惧存在,是因为你恐惧自己的存在。"(PL127)

当你恐惧时,会认为自己对此无能为力。心路治疗向导不同意这种看法:恐惧是种你可以战胜的错误。

"你还没认识到,你的恐惧不仅在你自己的人生中,也在他人的人生里造成了很大伤害。你的恐惧遮蔽了你发出的爱、理解和真的光芒。因此,在这条路上不只意味克服你的性格缺陷。克服你的自我恐惧同样重要,因为只要你心中有恐惧,就会伤害他人。你其实释放着某种造成非常令人厌恶的效果的射线。你知道吗?灵魂觉得恐惧的气味令人作呕。你知道吗?你的灵魂,你的潜意识,一直嗅着他人的恐惧并不断地被这种气味影响着。"(PL26)

第六章　衣物

　　与外出旅行一样,对内心旅行所带衣物的最重要建议是:别带太多。当然了,我们的身体需要保护这一天然要求应当得到满足,但带上比平常要带的少得多的衣服也就够了。在外在世界中帮自己抵挡风雨是明智的,而在内心世界,保护性的衣服更是一种负担而非是一种舒适。

　　实际上,一层层的衣服构成了多种防护机制,让我们与他人、与自身、与真实的自我相互隔绝,从而带来了很多痛苦。这就是向导所说的防御机制的一方面。当面临外部世界中的真实危险时,我们关闭了自身的拓展感知,集中力量来逃走或反击。但我们树起内心的防御时,大多是并没有遇到真正的危险,只不过是觉得危险。我们认为自己受到了威胁,而实际上并非如此。这样做会给我们的肉体、心智、情绪和灵性都带来灾难性的后果。

　　即使不需要用行动来抵御真实的威胁,肉体也会释放出肾上腺素。它存留在血液中,不利于健康。在心智中,你开始退缩。你会以错误的视角看待他人、你自己,以及生活。你的感知停滞于不成熟和受限的状态。当你一直处在防御状态时,恐惧和愤怒就成为主导的情绪。在灵性中,你关闭了自己,不再向外接触世界,放弃了弥合自身与他人、小我与其它现实之间差距的努力。

"因此重要的是,应当停止不现实的恐惧,把没有合理原因的防御状态排除出你的生活。"(PL101)

说着容易做起来难,因为我们感到我们拥有的理想化自我意象(见下)是如此的不可或缺,以至于把对它的每次攻击或潜在攻击都看作是实实在在的危险。心路治疗向导告诉我们,发生这种情形说明我们完全没有掌握要领,还在对假想的危险而进行自我防御。

"由于你错误地相信,任何伤害或挫折、任何批评或拒绝都是你需要防范的危险,并因此或多或少的永持戒心,你限制了自身感受的范围,同样限制了你创造力的潜能,限制了你深入生活、和他人沟通、去爱和理解,以及感受和表达自我的能力。"(PL101)

理想化自我意象是我们内心衣着的外层,是我们的自我所相信的能反映出"我们是谁"的意象:"如果我像这样,就很好"。这种理想化自我意象是人们保护自我免遭痛苦的主要手段。从自我的视角来看,它的目的是为了防止灾祸和不快并激发自信。它还反映了希望为人羡慕和敬仰这一自我意愿。你的理想化自我意象完全可能包含着你的真我实际具备的特点和特质,但它的背后动机是伪装:你表现得像是这样。因此理想化自我意象总是刻意的,不真实的。

面　具

　　理想化自我意象是你的面具自我的一种特定精心构筑。面具自我是我们自儿童时代逐渐编织起的一层衣服。基于我们从周围得到的所有消息("不,别那么做","把你的手拿开","你真丢脸","做得好,现在你是个好孩子了"),我们学到了如何表现才能得到赞许。不适合理想化自我意象的一切都被深深地隐藏。我们根据所相信的他人对我们的期望制造出了面具自我。我们投入面具自我的精力越多,就越开始信任它。源于希腊语的 Persona 这个词指的就是反映你表层自我的人格①。我们不想知道这一表层自我之下是什么,因为我们沮丧地怀疑它实际上并不像我们所期望的那么好。

低级自我

　　我们越信任这个理想化的自我意象,就越是告诉自己面具自我其实是真实的,越变得远离内心现实。因为面具自我之下潜伏着一个低级自我:我们与生俱来的破坏性和消极性。我们在灵魂旅程中都携带着一部分低级自我,其目的就是在每个人的生命中将它转化为高级自我的本原能量。由于我们的旅行发

---

　　①　persona 源于希腊语的 πρόσωπον,原指演员在舞台上所戴的面具

生在地球这个二元对立的王国——这里不仅存在善,也存在着恶:低级自我。把低级自我看作是你衣物的一部分,而不是你灵魂的本质。紧密相连是高等自我和精神现实本身的核心特征,而低级自我的本质则是分离。低级自我是消极的、破坏性的,它在挑衅任何人、任何事,是我们的内在敌人。如果你能够鼓起勇气继续内心旅程,穿越肤浅、虚假而又为人熟知的面具自我层,你将发现自己进入到了低级自我的领地。这时候就容易理解为什么我们都在坚守面具自我了,因为面具自我之下的低级自我恰好是:下流、可恨、残忍、暴力、无情、敌对、完全自我中心、恶意、强迫、消极性和破坏性等诸如此类的质量。

你通过运用理想化自我意象和面具自我来抑制所有这些恶的同时,也阻隔了低级自我所蕴含的强大能量。我们的心路治疗旅行并非要排斥低级自我,而是需要转化它。在心路治疗的视域中,恶的每次显现都是对本原的纯净、积极的能量的扭曲。要释放本原的纯净能量,并使它能被完备的整体人格所利用的唯一方法,就是进入内心世界里这一可怕且可憎的区域。然后你才能够将意识之光直射在恶的黑暗上,消融扭曲,释放被冻结的强大能量,将其转化为创造力和应用于积极方面。

如果你面对内心的恶魔,直视恶龙的眼睛,你会发现通往高级自我世界的入口。提升你的意识会将你引入其中。自觉地认知面具自我会让你接触到低级自我,而自觉地认知低级自我则能重建你与高级自我的联系。

核心：高级自我

高级自我不是那种要等到遥远的未来，要经历漫长而艰苦的努力，要在精神导师和复杂仪式的帮助下，还要足够幸运才可能与之建立联系的神秘而玄妙的能量。高级自我此刻就在这里。

"高级自我是永恒的、不朽的、神圣的。低级自我是暂时的、不真实的现实。"[PL9]

每当你从内心出发，不期望或要求任何回报地做一件事，你就接触到了高级自我。你的高级自我是你与更大的整体、生命力量以及神之间的联系。当你感到快乐，感到你与内心生命以及周围生命紧密相连时，高级自我就成为你的生活之源。你所有的善、爱、真和纯净冲动都源于你的高级自我。它是我们灵魂的本质，是我们真正和根本的样子。

不过，你的高级自我这种说法有点误导，因为高级自我可以将我们所有人联系起来，它已经超越了个体层面。你也可以称它为神，或生命，或光，或整体。对一个在日常生活中挣扎的尘世凡人来说，这些名称太高大上了。因此我们的向导通常称之为真正自我或真实自我。这听起来没那么高不可及，但更容易将它作为你的个体之源来体验。

"你灵魂的深处拥有智慧、知识、力量和爱的财富，它能解决所有令你困惑的难题。"[PL116]

综上所述,自我从外部到内部的顺序是:面具自我、低级自我、高级自我。这也是我们拓展意识过程的必经之路。当我们认识并看破我们的面具,即我们的理想化自我意象时,我们就能够开始掌控低级自我了。我们越这样做,就越能消融低级自我的阻隔,愤怒和停滞的能量就可以转化为高级自我本原的积极和具有创造性的能量。

你越接近自己的本质,就越能感觉到,我们的人格会在现实中以奇怪的颠倒方式展现着。我们预想中最好的事物实际上是最坏的。你的核心虽然是高级自我,但由于未能消解的痛苦、误解和破坏性行为,高级自我会如向导所说,在精神世界中被显现厚重、黑暗和胶质状态的低级自我层层覆盖着。而且由于你极其害怕这是你真正的样子,你又在上面粉饰了一层甜蜜的面具自我。

那么本质上我们坏吗?

一旦我们真正仔细地审视自身,就会害怕发现自己在最终和基本上是坏的,这种害怕乃至恐惧导致了对内心旅行的强烈抵触。一旦我们发现这种恐惧只是错觉,就会感觉到轻松和喜悦。几年前,当我正在自身的黑暗区域中冥想时,就经历过这样的宽慰。我能够用我的内心之眼看到它:一种令人反感的漆黑、黏稠的物质充满了我的腰部以下。我虽然看得如此清楚,却真的不觉得高兴,只是感到悲伤和绝望,不知道能做些什么。我试着在其它更光明和更快乐的事情上集中注意力,此时一个想法闪过:"真正地审视它!"好吧,我审视着它,看了又看,想象能够用自己的手指触摸那个物体。天哪!看起来我真能把这种漆黑的物质揭起来。我能够在它后面放入两个、三个手指。突然间我能拿起它了,它毕竟还是可以移动的。我抓住边缘拿起它,惊讶地发现它是一只盘子,一片我能轻易拿起和带走的东西。在盘子下面,我再次发现了自己,我的下半身直到脚趾完全不再被黑色物质充满了。它只是个我能提起和拿走的薄片。我感觉到巨大的轻松,认识到这是心路治疗向导所说的话的内心意象,是那句我已经读过很多遍的:

"你不是你的消极性。"

对"我们就是我们的消极性"的担心,将我们困在了自己的面具中。第一步——放弃"你就是面具"的想法——是最困难的。对我们人类来说,认识和承认我们自身的邪恶是很大的挑战。我们中的很多人的一生就是在努力将恶置之身外:有些人做到了这一点,他们完美无瑕,一尘不染,从不做错事。你很容易带着这种态度长大变老。还有一些人走向另一极端:我们一无是处,所做的一切事情都是百分百有罪,只会做错事。这也是一种面具。

在现实中,我们兼有低级自我和高级自我这两者。但为了寻找和体验这二者,我们必须首先克服和超越面具自我或者理想化自我意象。如何实现它们的平衡取决于我们自己。这是一种关于个人责任的原则,是心路治疗讲座所具体阐述的灵性法则之一。

（更多内容请参阅第九章：灵性法则）

"消融理想化自我，是寻找你的真实自我，寻找内心平静和自尊，以及完全充实地生活的唯一可能方式。"(PL83)

这一切听上去十分沉重，但能抚慰你的心灵：你在生活中的很多方面已经解放了高级自我，而不必每天都戴着面具生活。我们都是高级自我、低级自我和面具的混合体。在那些生活顺遂、心满意足、诸事如意的领域，你可以确信自己处于与高级自我的密切联系中。但在事情并不顺心，不断地遭遇棘手问题，被挫败所折磨，努力做事却无法完成的领域，你就会被面具所困，或者用低级自我来阻挠自己。在这些地方，继续你的心路旅行将会有益于你。用旅行来比喻的话，这就像是我们已经探索过了某些地区，游览了各处风光和美景，但还是要努力向前，走入那些仍需探索的地方。

如果你是第一次面对你的面具自我和低级自我，你几乎不可能认识到它们是由你自己创造出来的，也认识不到你有能力摆脱它们，并将其转化为它们本原的、积极的质量。为了能够做到这一点，你将不得不在你自己的生活中多次真正地经历它们。你的道路将你引入你自己非常不愿涉足的方向。如果你有勇气去面对那些你想逃避的，如果你的自我能直视死亡，你会发现你不会死，相反会开始过上比以前更充实的生活。

为了沿着这条道路走下去，你需要放弃自己的全部防御机制，但只有当你一次又一次地发现，这些防御机制并不能真正地保护你,反而会阻碍你呈现真我时,你才能放得下。如果你认识到,你的防御机制通常是面具防御和低级自我防御之间的反复转换,这会对你很有帮助。最深层的本原核心总是一样的:爱,智慧和力量。

真实和虚假

低级自我防御与面具自我防御的最大区别可以称其为真实与虚假。面具是虚假的,是编造的谎言。尽管它明明只是个假门面,但你还会与它同行,只因为它更适合你,而且不需要付出太多自我。但面具中并没有多少能量,它总是在说:"对此我无能为力。"面具喜欢装成受害者的样子,因此变成一个缺乏活力的虚假版自我,它总是试图回避那些无法回避的:不完美,失望,脆弱和生活的痛苦。

面具只专注于一件事:逃避它背后的低级自我,它只有很少的能量,不足以完成对低级自我的转化。这就是为什么我们大多数人常会得到令人沮丧的结论:几乎不可能体验到真正的、可持续的变化。如果你停留在面具层面,可以用来促成转化的生命能量就会非常少。所谓的改变只是用一张面具代替另一张。你满怀良好意愿,下定了决心告诉自己是认真的,但根本没有作用。不是因为你不够努力,而是因为你没有充分地深入其中。不断纠缠着你的每个生活问题的根本原因都是:你总是停留在面具层面,不想真正接触低级自我及它所蕴含的东西。

如果说,面具喜欢扮演受害者的角色,低级自我则会高高兴兴、充满热情地扮演罪犯和加害者的角色。面具的策略是被动决策,而低级自我的策略是主动防御和气势汹汹的攻击。乍看上去它们没什么区别,但你的内心却感到存在天壤之别。在面具层面,你觉得作恶是非常糟糕的,在低级自我层面你一点也不在乎。

"这种面具自我展现给我们一种非常丑陋的颜色,我亲爱的朋友们。它并非昏暗,黑暗或是如低级自我的各种变体所趋向的那种险恶;面具自我的颜色是腻人的甜蜜。如果你是一位艺术家或艺术爱好者,你知道如何区分一种好的、真正的色彩和一种虚假的、甜蜜的人工色彩。你甚至已经为糟糕的艺术和粗俗的颜色创造了一个词,称之为媚俗。面具自我也具有相同的色调和气息,即病态和肉麻。我们的精神更喜欢低级自我所散发的气息和造成的结果,尽管可能令人生厌,但至少它们诚实。"(PL14)

第五章中提到的行李里的三块沉重石头——恐惧,骄傲和任性——也存在于在面具和低级自我之中。它们在面具中伪装成不同的形态:

爱 的 面 具

你会表现得比实际上更不完美,更笨拙和更逆来顺受。

"这样的人不自觉地相信,坚持自我以及坚持追求个人的愿望和需求,相当于放弃了生活中的唯一价值:像孩子一样地被照顾。这种照顾不一定是在经济方面,更多的是情绪方面。"(PL84)

这一面具背后隐藏的是恐惧。与之相随的理想化自我意象会说:把恐惧留在背景里,不要表达自己的主张,一直让步,不要不满,爱每个人,不要让自己处于可能会受窘的位置。

平和的面具

和每个人每件事都保持距离保证了你的安全

"通过放弃内心问题和充满内心问题的生活,你找到一条脱身之路。在这种放弃,或者说是错误的平和之下,灵魂仍然处于撕裂状态,但你不再关注这种撕裂。"(PL84)

这一面具覆盖着骄傲。这一理想化自我意象的教育是:温和而慈善地观察世人,但保持疏远。你可以洞察他人的弱点和优势,但这些弱点和优势都不会真正影响你。

力量的面具

确保你的独立,你能够独自解决所有的问题。

"正在成长的儿童相信,保证自己安全的唯一方法就是变得强大和无懈可击,变得独立和不动感情,变得不受任何人和任何事的影响,下一步就是切断所有的人类情绪。当情绪涌现时,儿童会感到深深的羞耻，而把任何情绪当作自己的弱点，不管它是真正的弱点还是想象出来的。而不管是唯唯诺诺中扭曲形态的爱和友善，还是真实和健康状态的爱和友善，都被视为弱点和伪善。"(PL84)

这一面具隐藏着任性。它的教导是：不求人，不要真正喜欢他人，坚守愤世嫉俗的世界观。

理想化自我意象

理想化自我意象总是这三种面具的混合，就是说在表面之下，你经常会被拖往三个不同方向。

"理想化自我意象可能既要求一个人保持无私以获得爱，又要求他保持自私以获得权力，同时又要求他彻底冷漠，淡化任何的人类情感以不受打扰。你应该能想象出，这样的灵魂里有多大冲突啊！这样的灵魂是多么分裂啊！"(PL84)

应对这种压力的一种伪解决方法是根据不同场合戴上不同的面具。比如，在工作场所戴上力量的面具，在家里戴上爱的面具，在合唱团你戴上平和的面具。这些不同场合互不相干的时候一切都很好，但家人和朋友同时来访的生日聚会就可能会成为一场噩梦，因为你的每个面具都有明确的分界，这时你不得不快速地摘了戴、戴了摘。随之而来的伪解决方法就是：再也不庆祝生日了。

理想化的自我意象带来了不愉快的感受，因为在你内心中清楚你一直是表现得像那么回事,而结果总是感到羞耻,害怕被发现,充满了秘密,压力和罪恶感。难道你不该尽力做得比现在更好么?

"对逐步地努力成长的真实渴望,与理想化自我施加于你的虚伪借口截然不同,你要经历一段心路旅程,才能体验到这两种感受的区别。"(PL83)

理想化自我意象是心灵中的暴君。它能够控制你很长时间,但早晚有一刻,它的控制力会开始削弱。虚假的表象会随着一阵雷声轰鸣而坍塌。初看上去这像是灾难,但会带来真正的重生。

"当生活将你带到无法再伪装下去的地步时,你越是试图认同自己的理想化自我意象,就越难消除这一幻象。很多个人危机都来自这一内在困境,而非外在的困境。"(PL83)

第七章　住与行

在旅行中时常困扰我的一个问题是："今晚在哪儿住？"当车子行驶正常，钱包里的钱足以支付旅馆房费，附近又有很多旅馆时，这个问题并不难解决。我无需依靠别人，只要简单地去买我之所需就行。但要是我没有钱，车抛锚了，旅馆客满或根本找不到旅馆，那该怎么办？

那就要靠应急方案了：我的背包里有帐篷、食物和睡袋。我带着这些行李，只要能找到一个支帐篷的地方，就又万事不求人了，但我们旅行的真正意义真的在于不需要任何人吗？在于不受打扰地、安全地披着自我保护层环游世界？在于不用和其他人瞎混在一起？心路治疗告诉我们，要通过与他人、与世界的接触来找到我们自己。如果我们总是封闭自己，的确能免受他人打扰，但也会变得冷酷、漠然、不可接近。

与人打交道常常是不可预测的，因为你无从得知另一个人在下一刻会做什么，说什么，无视什么或忽略什么。有可能你正在荒郊野岭寻找过夜处时，有人用棍棒袭击了你。在与他人接触时，你永远不清楚他下句话会说什么，下一步会做什么。因此,为了与未知建立联系,你需要与你自己、和你的核心保持良好的联系,同时保持开放和警惕。对人类来说,在未知中保持开放而非固执僵化是一件极其困难的事。

当我们身处熟悉的环境中感到安全时,我们会积极乐观,然而一旦我们接触到未知,就经常会将自己禁锢在一种熟悉的破坏性模式中。心路治疗向导指出,我们保护自己、抗拒未知的主要方式有三种:逃避,屈服和敌对。

虽然我们各有偏好,但都熟悉这三种反应方式。当我们遭遇压力时,我们所偏好的那种反应方式通常会马上表现出来。如果这种方式行不通,我们马上会尝试第二种,当我们感到绝望时会使用秘密武器:对我们而言最陌生的防御方式。人们会真心地为最后一种方式而震惊:"上帝啊,简,你在做什么?"

心路导师解释了这些防御模式能牢牢地吸引我们的原因:

逃避:这种疏远态度所具有的公正与客观看起来如神一般……你必须表现得对所有人和蔼而又疏远,了解他们的弱点和优点,而不受其困扰或影响。

屈服:服从他人的真实或虚构的要求,畏缩和屈从到出售自己的灵魂来换取准许、同情、帮助和爱。

敌对:刻意培养的坚强并不比屈服者那无助的软弱更真实,这种力量形式也只是不真诚与虚伪罢了……他会为自己的客观和从不轻信而自豪,而这正好成为不爱任何人的借口。(PL84)

这三种反应方式正对应着你背包中的三块沉重的石头:恐惧、骄傲和任性,以及三种面具:爱(屈服)、平和(逃避)和力量

（敌对）。

如果阻碍你与高级自我接触的首要因素是骄傲，那你应该很熟悉逃避这种反应；如果主要是恐惧让你在生活中畏缩不前，那即使是遇到最轻微的紧张局面都会让你变得很容易屈服，表现出适应、让步和同意；如果是任性在装饰你的生活，你就无法接受别人的想法，没人能说服你接受听起来荒诞不经的想法，你是最明辨是非的人。你大概常与人争执，但不会真的在乎。再说，这全是别人的错！

无论是什么场合，甚至是在采取不同的反应更为明智的场合，你也总是习惯于做出同样的反应。置身事外或保持距离，和从善如流或坚持己见一样，在有些情况下是聪明的做法。但由于你在生活初始之时发现某些反应方式行之有效，这种反应方式就已经形成了模式，也就会与当下的现实脱节。不管什么事情发生，你都会表现出同样的反应：置身事外，或是不自觉地说"对不起，你说得对"，要么就是一下子怒火中烧起来。你受制于这种不知不觉就发生的自动反射。

只要你还没有觉察到这种机制，你就仍被困在这种条件反射之中。但当你开始看清这种模式，你会自觉地减少自动反应。随着生活的继续，你还会成百上千次地观察到这些倾向，但不要因此而过分自责，因为这些都是你旅途的一部分。

行：思考，感受和意愿

骄傲、恐惧和任性这三者都可以关联到我们的个性和气质。

不仅是旅行的速度,连我们最喜欢的旅行方式都是由我们的性格类型所决定的。

心路治疗给出了人们喜欢的三种行为模式,也是人格类型的三个决定因素。这三种活动是:思考、感受和使用意志力。

如果思考是你最喜欢的活动,你就是"理智型"的人;如果你主要用感觉和情绪去主导生活,你就是个"情感型"的人;如果你无论什么情况下都把意志力放在第一位,你是个"意志型"的人。这三种类型的人都有各自的特有交通方式。

思考与飞行

理智型的人的核心是头脑。这是个多么神奇的器官啊:你可以任意思考。如果每个人都能够多动动脑子,世界将变得多么美好!如果每个人都能够多动动脑子,现今困扰我们的所有问题应该早已被解决了。多动脑!事情就不会花这么多时间,因为借助思考的力量我们能够在一瞬间往返于遥远的星系。思考不被尘世的缓慢所束缚。对于充满了快如闪电的想法和解决方案的地区,飞机是最理想的交通方式。此刻你在这里,下一刻你又到了那里。多简单,对不对?

感受与游泳

情感型的人的核心位于身体前面的胸腔、腹部直到颈部。

你可以凭自己的心脏和肝胆来感受实际上发生的事,这也是我们感到与生活和他人真实相连的地方。如果所有的自诩无所不知和吹牛都能离开头脑进入身体,我们就能得到真正的解决方法,而不是那么多无果而终、漫无边际的精神蠢话。现在就闭嘴,追随你的呼吸和感觉!这才是该走的路,这样我们才能接触到承载着我们的更广大真实。投入生活之流,随之前行,流入大海。怪不得我们喜欢水,这是情感型的元素。情感型的人偏爱游泳、航海、漂流或只是随波沉浮。为什么要到别处去?你已经在这里了,不是吗?!

意志力与攀登

意志型人的核心在骨盆区域和身体的背部,包括后背,肩膀和颈背部。那里有真正重要的,人们做出成就所需要的能量:意志力。如果你真的下定决心,那任何事都有可能。如果我们真的愿意接受生活的挑战,而不是止于空谈和抱怨,世界将会变得更好。对你的力量开放自己,尽力争取!哪里有意愿,哪里就会有办法,你已将未来掌握在自己手中。当然,这并不总是一帆风顺,但奋斗会让你更强。意志型的人喜欢挑战,讨厌波澜不惊。你身体中的力量是一种乐趣,感受这种乐趣的最好方法就是脚踏实地、坚定不移地前行。我看到那儿有一座山?前进,登顶!

我们每个人都会被这三种类型之一所吸引,当然这三者也有很多混合形式。你从没见过它们完全纯净的形态。了解哪种类型主导着你,对你的自我发现会有很多好处,因为这会帮助你更好地了解你的弱点和强项。每种类型的人都"拥有"一种基本质量:理智型拥有智慧,情感型拥有爱,意志型拥有力量。理想情况下,爱、力量和智慧这三个原则能够和谐共存。在现实中,大部分人还没有达到这种理想的和谐,所导致的平衡缺失将每种类型的弱点彰显出来。

弱 点

理智型人害怕情感,试图反抗和切断它们,因而损害了感受这一重要的直觉工具。此外,他(没错,大多数情况下是男性)会为他的思考能力而自豪。

"理智型人经常私下看不起情感型人。他们思虑周全地使用意志力,但常过分谨慎了。"(PL43)

情感型则为只有她(是的,确实通常是女性)能够感受——其他人不能感受到而自豪。当她的自然冲动和倾向受到约束和控制时,她(他)会害怕失去生活中的某些东西。

"很明显,情感型往往为只有他们才有真正的感受而自豪。他们暗中瞧不起那些被他们贬称为知识分子的人。情感型与把生活的缰绳拉得太紧的理智型相反,他们经常完全放开对生活的掌控。"(PL43)

意志型看不起其他两种人,因为在他看来两种都做得不够好。意志型的人追求执行、切实的结果和成就,理智型(只会抽象)或情感型(只会演戏般的放纵情绪)在他看来都于事无补,这让意志型的人缺乏耐心,这一点常常会阻碍他或她自身的感受和直觉。在意志力应该服务于理性和情感的时候,意愿型的人恰恰相反。

"在意志型的人的看来,只有在他们能够掌控情绪时,这些情绪才是可以接受的;否则情绪可能会妨碍他达到目标。这种视角会让他变得不耐烦,容易丧失他(她)正追求的结果。这削弱了理智,而理智过程和情感天性的结合,才是通向智慧之路。"(PL43)

弥 补

如果你在自己身上认识到这三种类型,并且对它们如何共同作用(或者缺乏共同作用)看得更加清楚了,你就能找到新的方法来整合这三种性格。

"对大部分人来说,三种能力中的两种占据主导地位,第三种则有欠缺……在理想人格中,这三个方面都有它适当的位置。"(PL43)

理智必须战胜恐惧和骄傲,情绪和感受也是如此。意志力则必须学会不死硬到底。

"和谐的人完美地将这三个方面融于一体。在理想情况下,意志能够同等地服务于理智过程,以及情感与直觉能力。"(PL43)

第八章　地域

穿越时空的旅行

在内心世界中,你可以穿越空间和时间。你带着自己的意识,进入未知的地区。当考虑空间因素时,内心世界和外在世界本质上的差别不大。在这两种世界中,你都会进入各种势力范围、踏入一块块领地、领略不同景观。伟大的作家们在他们的作品中,比如但丁在《神曲》中、约翰·班扬在《天路历程》中,都和我们的向导一样用类似下面的词语来描述精神环境。

"那里有鲜花和灌木,还有狭窄的岩脊和峭壁。有时候你的旅行会显得艰难而乏味,道路也变得崎岖陡峭,而有时你会在明亮惬意的草地上休息,准备进行下一段的跋涉。这一切并不只是象征,这些形式真实存在。它们是你内心态度和信念、思想和情感的产物。其中的很多产物都会如路障一般阻你前行,你必须自己摸索出穿过这些障碍的道路。"^(PL60)

一旦考虑到时间因素,我们的内心世界就与外在世界有了本质不同。在外在世界中,我们都受制于时钟所显示的时间,但内心世界里是心理时间掌权。心理时间可以走得或快或慢,或超前或滞后。更妙的是,它可以同时包含几个时间点,让现在、过去、未来流经彼此。这在逻辑上是不可能的,但人类完全能感受到这一点。

多出的这个时间维度带来了问题,也蕴含着诸多可能性。出现的问题通常与过去的经历对现在的干扰有关。你会允许自己被过去的经历和所形成的经验所影响。这并不明智,因为你对过去的反应在某种程度上取代了对当下的反应。过去不是当下。你会自动处于幻觉而非现实之中,追随幻觉迟早会导致分裂。

"因此,一定要意识到你内心对当下的逃离。"[PLI12]

你能越好地消化过去,就越能放手,越能着眼当下。只有返回过去,才能成功地消化过去,而唯一能让你完成此事的地方就是你的内心世界,一块问题和可能性相会的地方。

所有事物已然存在

比起在过往经验中步履蹒跚,弹性化的内心时间带来了更多的可能性。未来也为你敞开着,诸多可能性从未来涌向你。正如心路治疗向导所说的

"所有事物已然存在。你可以创造任何你能想象的东西。"[PLI57]

这意味着内心世界是一切皆有可能的领域。也许还能就此处理一些问题,你觉得呢?

内心世界是空间和时间敞开相会的世界,这种相会让内心世界常常更为真实,也显然比我们通常所感知的世界要更为辽阔。

"大多数人把内心空间看作是对人心灵状态的形象化描述。事实并非如此,内心空间是一个广大的实体,是一个真正的世界。事实上,它是真正的宇宙,而外部空间反而是镜像,是它的反映。"(PL256)

内心世界是起因,外在世界是后果,这是任何灵性世界观的基石,心路治疗也不例外。内心世界是真正的世界,外在世界是内心维度的反映。你在外在生活中所遇到的都源于你的内心。因此你的外在生活经历所提供的很多信息都有助于理解你内心世界的情况——由后果到起因的推理。

"现实中所体现出的人生经历是人格内在状态的完全和最终的外化。我们的道路用这面最重要和最真实的镜子来确定一个人的内心状态。这种更整体的视野排除了认为人类无助的成见。这一真相引导人们在各种可想象的状况下承担自我责任。"(PL193)

为了从根本上解决日常生活中的问题,你最好从内心世界找原因。为了以有效的方式做到这点,你不得不进行穿越空间和时间的旅行。内心世界的旅行可以带你进入最深层面,在那里你会发现任何问题的根源。这些问题总是你最深层的消极性——你的消极意愿的某些方面。

穿越时间的内心之旅将带你来到问题最早出现和处于初始状态的时刻。如果你认识到在你的心灵之旅中已结识了很多尘世生命,那这一问题的根源很可能在你开始此生之前就存在了。不过心路治疗的向导告诫过我们毋须对之前的人生关注太多,现有人生已为我们提供了足够的数据,无疑只有在此生,以当前存在的人格存在的我们才能采取实际措施去改变和成长。返回到此生最早起因的最好方式之一,是借助恶性循环的概念。在第九章中,你可以读到更多的关于恶性循环与灵性法则相关联的文字。灵性法管理着我们的生活——包括内心和外在的世界。

前个人,个人,超个人

描述内心领域的第二种方式与几个学派对前个体、个体、超个体这几个词做出的区分相关。第一个是孩子的世界,第二个是成长后的自我意识的世界,第三个是更大自我的世界。

1. 乐园——儿童的天堂

在这里,你永远年轻,一切都好。没有讨厌的东西,就算它们时不时出现,你也只需扭过头去或者闭目塞听。你创造了自己的世界,现实就是你认为是真的东西。疾病、痛苦、死亡、失败都是他人的困扰,而且完全是因为他们自己的错。他们活该,谁让他们蠢呢。偶尔你会听到其他孩子抱怨自己的父母。幸运的是，你的童年很棒，拥有想要的一切。就算有抱怨的理由，抱怨又有什么意义呢？让自己牢骚满腹没什么好处，反正也解决不了任何问题。活在当下，及时行乐，享受生活！

这座儿童天堂中最激动人心的是你可以买到这么多好东西。商店里货品充足，宣传和商业广告遍布各处，生活是消费者的福佑！可惜的是，没有足够的钱去买你现在想要的所有东西，不过总有一天你会的。当那天到来，你会名利双收，十分快乐。你此刻已经可以梦想到这一情景，光想象那一天也让你快乐

购物之外还有一件事也让你感到生活棒极了，那就是自由。你可以自由地做你喜欢的事，因为你喜欢。没人会告诉你该做什么和别做什么。如果你想做，你此时此地就可以做。你有权这样做。没人会找你麻烦。只有乏味之极的成年人才会用一个十分烦人的词汇——责任。他们用这个词只是为了管束你，他们自己也不相信这个词。看看他们自己的生活是怎样的一团糟。这种类型的道德主义完全过时了。任何事情都有代价——听着有理，但你信吗？恐吓和善变是成人的惯用伎俩——是一种用消极信念把你牢牢钉住的企图——这就是全部。生活是为了享受。一天没欢笑就等于白活一天，这是我们的座右铭。如果你为了这个偶尔吃些药片或粉末，抽点大麻，或者喝酒，也没什么大不了，是不是？为什么不？这不会伤害任何人，不是吗？那些道德主义者和说教者真是不懂如何享受生活。

很奇怪的是，儿童的天堂中有个黑暗的角落。一个狭小的、被遮盖的棚子里传出了呻吟和呜咽的声音。这的确有点干扰节

日的喧嚣，让人扫兴。赶上风向不合适时，你还能听到被锁住的孩子的声音："我很孤独！"或者"没人爱我！"或者"我害怕！"或者"我生气！"或者只是"哇！"但不要太关注它，如果你忽视它，它会自动停止。

也许我们可以建造一堵坚固的墙来屏蔽这种令人厌恶的噪音，或者对这些哀诉的讨厌鬼说点强硬的话更有用？"如果你再哭，我会给你个哭泣的理由……"类似的还有，"现在好好听着，因为我只说一遍……"这招可能管用。不过最好是不理会，视而不见。在它周围建立起一座玫瑰色的屏障，不停地重复正面肯定，不要给消极和破坏以能量，因为只要你给任何东西能量，它就会生长壮大。你知道这一点的，不是吗？

2. 自我世界：全部或者一无所有

到达自我世界的旅程十分艰难，但当你到达那里的那一刻，你就长大了。之前的一切看起来都很棒，可你现在更清楚地知道：任何好处都有它不利的方面。哦，在幸福的童年里，你只看到生活的阳光一面。成人的生活意味着麻烦、问题、挫折和失望。任何事情都有代价，没有什么一成不变。有着太多的应当和必须。如果世界怎么说，你也得跟着说。你必须挣钱，给人留下良好的印象，比他人强，你得创造一个可信、一致的自我意象。你必须表现完美，无可指摘，博学多才、做好个人简介，通过考试，成为一个人物。

作为自我，你排他式地视自己为我，而不存在我们。所有其他的人（动物、东西）被视为你自己（你的妻子、孩子、汽车、狗、房子、金钱)的扩展。纯粹自我为中心的硬核被同情、礼貌、良好的举止和兴趣的面具所软化,但在你内心深处,你明白或者你害怕明白你只是在利用他人。

"自我总处于一种幻觉之中:不仅觉得自我与他人分离,还觉得他人总是对自我的幸福有着根深蒂固的敌意。"(PL208)

如果你活在自我世界中,你就处于包含一切或空无一物的宇宙中。二者必居其一。有些美国的心路治疗协助者为此发展出一个概念:100/100 与 50/50①。100/100 意味着你完全处于非黑即白的二元世界:你完全正确,他人完全错误(或者倒过来)。你生活在分裂的二元幻觉中。在这种幻觉中,作为分裂人格的生活是生存的激烈战场。你必须赢,成为赢家,他人必须输。

"几乎不言自明的是,不只是实际的婴儿会以自我为中心、抱有敌对他人的心态地宣称拥有无限的权力。未充分成长的、不成熟的和破坏性的人也会如此,并时常表现出来。"(PL208)

幸运的是,没有人会彻底地陷入这一分裂。每个人的生命中都存在已经很现实的区域,处在其中的人格会了解人生还是有其它可能的,了解人生不是 100/100 的二元对立,而是 50/50 的两极混合。想要到达这个区域,人必须放弃对绝对权利、全知全能和完美主义的幻觉,从而进入现实。当你这样做时,自我的盔甲就会变得更薄,更柔软,更多的高级自我之光得以透射而出。你人生最有问题的地方就是高级自我的光芒最难照耀到的

---

① 详细论述见 www.the50-50work.com

区域。你成功地让其闪耀之处,就是你解放了自己,进入了第三层面的世界之处。

3. 尘世的天堂

你无需为了第三层面的生活而抛弃自我。自我只需清楚它的位置,它是个仆人,而非主导。主导者是更伟大的意识,你也是其中的一部分。在所有你按照高级自我生活的地方,你已经将一块天堂的碎片带到了尘世。每一次真诚的关心与参与、每一次带着爱的慈悲、每一幕对生活的给予、无论是明确的表达还是含蓄的体验,都是统一意识的表现。我们经常认为自己如此糟糕、如此失败、如此无情、如此缺乏真实。看上去,我们过于沉溺于消极的自我意象,不敢相信我们的伟大力量,于是我们总是关注着走上灵魂旅程时所携带的罪恶污点。事实上我们已经具有了很多的爱、能量和智慧。

我们敢于相信这一点吗?更多时候是不敢。如果没有关于这个主题的讲座,心路治疗向导就称不上是心路治疗向导了。在 PL66:"高级自我的羞愧"中,向导解释了这种羞愧是如何扎根于一种拒绝,那种还是孩子的我们需要爱时所遭受到的拒绝。

"还应考虑到,当对爱和情感的渴望被拒绝时,孩子会感到深深的耻辱。爱会让人受辱这种想法就此扎根于孩子的潜意识中。"(PL66)

这种意象固化在了灵魂实体中,导致了一个错误的结论:爱是软弱,而压抑爱和情感是种力量。只要这个结论留在潜意识里,你就无法改正它。

在那些没有爱流淌的地方，一定有类似的阻碍你的结论。你需要做点什么来改变这种情况，但不要忘记在你心中的很多地方都流淌着爱。在你获得自由的地方，生活会变得充实。这不意味着不再有任何问题，但却意味着你以不同的方式处理这些问题。

"如果内心问题能成为让你的人生更有滋味的挑战，随之而来的和平就会更加甜蜜。处理这些问题也会给你一种感觉：你自己拥有力量、机智和创造力。你将感到灵性自我正流经你的血脉，留在你的思想、眼光和感觉中，所以你将从本质的内心做出决定。当你这样生活，偶尔的外在问题就成了你人生中的盐①，变得几乎令人愉悦。"（PL204）

穿越创造性实体的旅程

描述你的旅行地域的第三种方式是采用创造性实体这个概念，心路治疗向导也将其称作灵魂实体。你的灵魂是无所不在的创造性实体的一部分，它形成了你的生活，反过来也被你所主导的生活所影响。这一创造性实体——灵魂实体——虽不可见却非常真实。把它视为作为灵魂的你要穿越的一块质地细密的地域。你与意识的这个区域相连，受其影响，接受它所发出的讯号，并向它发出讯号。你是与它一起的共同的创造性存在！

"当这个实体被有意识的想法和意图渗透时，它在不断地

---

① 此处直译习语 the salt of your life，比喻必不可少的东西

变化……所有的概念和观点,所有的想法和欲望创造出意愿的方向,而这种创造力激活了你灵魂的接收器。灵魂会依据这种接受性原则起作用……当概念是正确的并因此认知到宇宙的无限丰富性时,你的态度将会积极并符合了真和爱的宇宙法则,防御全无必要。在不需要防御的状态中,灵魂会变得放松、有弹性和易于接受……相反的是,当扭曲的概念助长了破坏性态度和消极感受时,宇宙法则就被破坏。这导致了罪恶感和恐惧感,反过来引发了防御。防御让灵魂的表面变得既硬又脆,难以打动和难以留下印记。"(PL194)

灵性实体这一创造性实体不为我们的物理身体所感知,所以我们无法通过看、听、尝、闻或感觉的方式体验它。但是在你的内心,你确实可以观察到它。

如果你有一些冥想、静观和敞开内心世界的体验,你将会知道这种感觉:感觉自己是一张硕大的、活动的、颤动的、搏动的网的一部分。而且在你人生的一些"巅峰时刻",比如陷入情网,危机过后如释重负,孩子降生,突如其来的惊喜和深情时刻,你都能体验到与更大的整体、生命之流的接触。你感到与生活合为一体,任何事情都如其本原那样完美,从所有的质朴性来看,人生是至高的幸福。

"当你与自身因果相连,从而与人生和谐共处时,你对生活的力量的态度就类似于一个游泳者。你浮在水面上,水载着你。虽然你在游,但并非被动地游。如果你完全被动的话,水无法长时间承载住你。但如果你过于积极——动得太多、太剧烈、太紧张——那就既没有游泳的快乐,也不安全。水会控制你,而不是承载你。你必须以有节奏的、放松的、自信的方式游动——对水的承载力有信心,对你能够顺利的、按意图游动的能力有信心。你的动作越是有节奏、放松、和谐,游动就越不费力,就可以轻松而自主的游动了。水和身体处于一种非常安全和愉悦的关系中。这是人在游泳中主动力和被动力之间的一种美妙平衡,决定了人体与水之间的和谐关系或曰平衡。尽管有理由相信水可以承载身体,人也不会否定他自己在游泳时、甚至漂浮时的责任和参与。"(PL160)

如果你能顺应如水一般的创造性实体,就可以转变你的认知:从你的性格——自我感到与世界的其他部分相分离——转变成你真正所是:你的高级自我仍然与一切相连,即使你的自我没有意识到这一点。所有人渴望的幸福都能在理解统一体的过程中找到。我们在生活中为之奔波的其他东西——金钱、成功、名声、健康、人际关系——相比最终的圆满都微不足道。

创造性的存在

"我们并不孤单、我们都是被神的恩典所裹挟和笼罩的",这一体验与对创造性实体的体验相同。这让我们认识到,我们所做、所说、所想的任何事都对世界的其他部分有影响,所以你内心的态度非常重要。通常,我们认为只要不发表意见,心里想什么并不重要。但我们的内心状态其实对外在世界确有影响,因此营造内心现实的秩序是重要的。

　　无论你是否了解，我们都是创造性的存在。多亏了创造性实体，我们可以采用内心的一切——态度、想法、观点、感受来创造现实。在很大程度上，这是一种无意识的创造，因为我们内心空间中有太多是我们未曾注意到的地域。心路治疗向导说。这种无意识的东西有很强的创造力。

　　"无论你能否感受到，你都是一直在创造。你通过你所是的那个人，通过你的感受、你的有意识和无意识观点和信念的总和、通过决定你行为和反应的观念、通过你的目标和态度来进行创造。"(PL194)

　　由于来自内心的设想总是矛盾重重，我们给自己制造了麻烦。

　　"由于人由很多相互矛盾的想法组成，还因为这些想法和信念通常与他们的情感差异很大，因此事情的结果和他们的创造必然相应变化。大多数人那莫衷一是、矛盾不断、令人费解的生活证明了这一点。"(PL194)

因 果 关 系

　　我们将外在世界视作引发我们感受的原因，但事实恰恰相反：外在世界是结果，而我们是原因。外在现实是镜子，完美地反映着我们的全部意识（注意到和没注意到的）。同样，当下的整个世界是我们群体意识（注意到和没注意到）的体现。

"人类的意识是雕塑家，以心灵实体为模子进行着雕刻。"(PL125)

你可以逐渐理解到这一点，并为世界的状态感到内疚，因为在这个意义上，正是你和他人共同创造了现实。而内疚是一种逃避责任，留在受害状态的手段。"哦，现实多么可怕，我也无能为力。"你害怕自己会被责备或被惩罚，为了防止这些发生，你开始捶打自己的头。

你确实应对自己的人生负有责任，但是也没必要受他拖累。你没必要过分内疚：因为你实际上不是创造这世界的唯一的人，还有其他的十几亿人也搞砸了。但若你真的对自己的人生负责，你所做的事情对世界的其他部分就有着无可估量的重要性。

"没有什么比每个人都朝更高的自我意识迈出一小步对整个世界更有帮助的了。没有什么会比你朝着这个方向所做的努力，更能有助于消除痛苦和困惑。你内心中渴望面对真相的真诚欲望和此时你心中的现实，既是帮助自己，也是帮助创造整体上更好条件的唯一方法，也是能消除纷争的唯一方法。"(PL105)

第九章　灵性法则

　　我们在日常生活中要遵守各种法律,否则早晚会遇到麻烦或锒铛入狱。而在内心世界里旅行时,我们也许会沮丧地发现,自己是一直被关在监狱里而并不自知。幸运的是,我们也发现可以通过遵循灵性法则来走出监狱、重获自由。灵性法则和社会法律有很多相似之处,但也有一些非常具有教育意义的差异。当你在旅途中不断向前时,你会慢慢了解这些灵性法则。

　　另一个与监狱类似的词是:"恶性循环",心路治疗向导从PL50开始广泛使用这个词。每个人都以不同的方式被卷入这个循环。这一循环有九个步骤,每个步骤都有对应的灵性法则帮你重获自由。很多次讲座都有关于灵性法则的信息。在本章接下来的内容中,你会找到一些要点。

　　但我们先要说清楚,我们所说的灵性法则是指什么? 它们是:

　　1. 统一法则:"统一是起源,统一是命运,分离是幻觉。"

　　2. 真实法则:"面对'是什么'是救赎的第一步。"

　　3. 责任法则:"你为你自己的人生负责。"

4. 正义法则："任何事都要付出代价。"

5. 自由法则："你可以自由选择自己的命运。"

6. 顺从法则："信任你的人生。"

7. 兄弟姐妹法则："爱邻如己。"

8. 因果法则："你的外在生活是存在于内心的原因的精确反映，包括有意识和无意识层面的原因。"

9. 无条件的爱的法则："爱是宇宙中最强的力量。"

恶 性 循 环

恶性循环之所以产生，是因为作为孩子的我们无法让自己放下自身的防御体制，去充分地体验痛苦。无论情感痛苦在何时出现，最好的补救方法就是允许它发生并充分体验它，之后它才会消逝。但作为一个孩子，我们无法做到这一点。我们会用各种方式来抵御痛苦。我们否定痛苦，无视它，限制它，将它投射到其他事物身上，这就导致我们进入一种恶性防御的循环。以这些方式来进行防御看似是个很好的解决办法，开始也确实有效——这也正是它暗藏危险的一面——但长此以往我们会发现，这个解决方案开始不利于我：它只是一个"伪解决方案"。

让自己少受痛苦的干扰可以带来立时的轻松，但也关闭了你自己的一部分。这一解决方案缓慢而逐渐地变成了一种模式，一种你不再意识到的自动反射。之后这种解决方案就成了问题。起初，你一点没意识到。你只注意到，当你想要感受某种情感时,却一时间感受不到任何东西。很长时间之后你才能认识到,你已经让自己漠然了。漠然呼唤着觉醒,而觉醒并不总是温柔的事情。很多人要在遭受灾难打击后才会觉醒:比如伴侣离开了,丢掉了工作,生了重病或蒙受了严重损失。这都是灵魂旅程中的警钟。

警钟让你渐渐认识到你已受困于恶性循环。逆转恶性循环的方法就是在灵性法则的光照下生活。

你在恶性循环中的每一步都违反了灵性法则。一切都从还是婴儿的我们痛苦地栽倒在"人生并不完美"这一现实上开始。如果妈妈(或爸爸)无条件地爱我们,满足我们所有的需求,让我能感受着他们的爱,并且还是以我想要的那种爱的方式,那就万事大吉。在我们的幻想里,理所当然地存在这样的母亲和父亲,可在现实中,婴儿常常发现奶瓶不是太冷就是太热,妈妈的反应不够快,之外还有一个孩子从妈妈那里得到爱的关注等等。依据孩子带到尘世生活来的材料,孩子会在特定的时刻、以特定的方式、通过一种特定的无奈得出结论:"妈妈/爸爸不爱我了"。没能得到强烈渴望的爱和强行渴望完全排他的爱所造成的挫折感开启了恶性循环。(第1步)

如果孩子简单地放任这种挫折感所带来的痛苦发生,而不去防御它,那问题并不大。但孩子做不到,因为对他或她来说,这种感觉就像濒死一般。孩子还未建立起足够强大的自我结构来容纳伴随着挫折感的不愉快感。这导致了反对现实的第一种抵抗——愤怒,它重复发酵为怨恨、恶意、敌意和仇恨。(第2

步)

以上的负面情绪引发了第一次内心冲突:你怎么可以恨一个你需要他的爱的人?这导致了内疚和羞愧。(第3步)

你为自己的感受而内疚和羞愧,所以这种要求和感受必须隐藏起来。但如果他人发现了呢?你会被他惩罚!所以到了下一步:害怕被惩罚。(第4步)

通过把预料自己所受的惩罚掌握到自己手中,甚至惩罚自己,你能够减少和抵挡恐惧。(第5步)

总有一天,你不想再这样下去,你会问自己:如果我更加努力,表现得完美呢?但完美主义对不同的人含义不同。(第6步)

你可以用很多年的时间力求完美,但总有失败的一天。遇到这种可怕的局面,你只有一条路:脱身,躲藏,与世隔绝。(第7步)

但这也不管用,因为不完美总伴随着你,而与世隔绝让情况变得更糟。你发展出了严重的自卑情结和对失败的强烈恐惧。(第8步)

放弃的时刻到来了。内心的绝望让你转向其他人,要求他们必须给你想要的东西。希望他人能欣赏你……(第9步)

于是你又一次被对爱的无限渴望抓住了。(第10步)

你再次回到了起点(对排他的爱的渴望),完成了这次循环。你会再次遵循同样的步骤走下去,而每当你又一次走上这种循环,你的防御模式就更加根深蒂固和难以逆转。

自　由

　　在恶性循环中的每一个环节上,你都是一个正在违抗灵性法则——或者说正在犯罪的人,这一过程让人觉得好奇,它就像是但丁的《神曲·炼狱篇》中罪恶和救赎同步的过程。灵性法则是支配你内心世界旅程的法则:当你在内心世界这个领域旅行时,就应该考虑这些法则。以下是在恶性循环的几个阶段和其对应的打开监狱大门的钥匙——这是灵性法则的本质,它可以用来解放你自己。以下每个步骤的引用都来自 PL50:"恶性循环"(其中还包括指明其他的讲座中对这些法则进行的较详细分析)。遵循灵性法则,并致力于和其中的任何一条达到和谐,都可以打破恶性循环,令你返回到高级自我。

步骤 1:渴望排他的爱
(又见步骤 10:未满足的对爱的渴望)

　　"如果存在一位能够给予类似神圣之爱的成人,我们在这里所讨论的冲突就不会存在。但即使是这样,一个实体的内在问题也永远无法解决。因为其他人能做和不能做什么无法解决我们的问题!"(PL50)

　　钥匙:付出爱

　　统一法则:"统一是起源,统一是命运。分离是幻觉。"

PL150 "自我悦纳:达到普世幸福的条件"——"宇宙是这样构成的,每个个体都能处于持续的幸福之中。"

PL152 "自我与普世力量的联系"——"个体意识都是普世意识,而并非是它的一部分,因为一部分表示只有一点点,而无论个体意识存在于哪里,都是初始的意识。"

PL159 "生命的表现反映着二元对立幻觉"——"痛苦会遮蔽光明,必须将其去除。"

PL161 "潜意识的消极性使自我屈服陷入不由自主的险境"——"如果不再害怕放弃自我,就有可能结合普遍的力量。"

PL228 "平衡"——"所有的事物都不可抗拒地走向融合、秩序、和谐、光明、平衡、爱、智慧和健康。"

步骤2:仇恨和敌对

"未满足的对爱的渴望会引起对最爱的那个人的仇恨和敌对。"(PL50)

钥匙:勇气

真实法则:"面对'是什么'是救赎的第一步。"

PL25 "旅途:起初的几步、准备和决定"——"面对人生的现实意味着能够面对具有各种不完美的你自己。"

PL29 "主动和被动力量——寻找神的意志"——"人们常常忽视一点,最严重也是最常见的违背灵性法则的事情就是,没有活在真实之中。"

PL31"羞愧"——"朋友们,当你能够真正地、真实地接受真实的自我,而不总是希冀显得比真实的自我更好,你就满足了踏上这条道路的基本要求。"

PL41"意象:他们造成的伤害"——"恐惧和羞愧常常藏起来,人格甚至意识不到它们,只能模糊地受着持续的,咬啮般的痛苦的折磨。"

PL43"三种基本人格类型:理智型、意志型和情感型"——"问问你自己,问问神:'在这种痛苦的冲突中存在着些许的真实吗?'"

PL46"权威"——"对一个人现实生存状态的真实理解是灵魂返回神旅途的主要一步。"

PL60"幻觉的深渊——自由和自我责任"——"如果你发现了我在这里谈到的那个真实,你的整个人生一定要在多种方式上发生转变。只在理智上接受这些话不够,必须在内心体验这些道理。"

步骤3:内疚和羞愧

"憎恶自己所深爱的人这一事实,在人的精神中引发了重要冲突。不证自明的是,孩子会对这种负面情绪感到羞愧,进而将这种冲突放到潜意识中,让它在那里愈演愈烈。"(PL50)

钥匙:简单

责任法则:"你为自己的人生负责。"

PL40 "再谈发现意象:总结"——"在你能够改变任何事情之前,你必须明白你心中的什么带来了所有的痛苦。"

PL48 "宇宙中的生命力"——"只有在你以某种方式违背了灵性法则时,你的灵魂里才存在滞碍。当你违背灵性法则时,生命的力量就无法发生作用。"

PL60 "幻觉的深渊:自由和自我责任"——"你是你人生和命运的主宰。是你——而非别人——创造了你自己的幸福和不幸……事实上,无论他人的弱点和错误行为看上去多让人受伤,你都不可能被它们所伤害。"

PL120 "个性和人性"——"你仍然过于把人生看作与自己分离的过程。"

步骤4:害怕惩罚

"你的潜意识感受着内疚,说道:'我想被惩罚。'于是对惩罚的恐惧以几乎让人浑然不觉的方式再次出现在灵魂中。"^(PL50)

钥匙:敞开心扉

公正法则:"任何事都要付出代价。"

PL17 "呼唤——每日回顾"——"你不得不牺牲舒适,牺牲自我欺骗和自私,牺牲对各种错误和弱点的屡教不改。你愿为放弃所有这些付出多少?"

PL25 "旅途:最初的几步、准备和决定"——"所有事情都有代价。无论是什么人想逃避它,最终都要付出更为沉重的代价……你为走上这条发展道路付出的代价的确高昂,但无论是在尘世还是天堂,都没有其它方式能够获得和谐、爱、幸福,以及完全的内心安全感,那种任何罪恶都无法触及或者让你失去平衡的安全感。你要为此付出的代价是:不自怜、不自欺、严厉对待小我、足够长的时间、努力、耐心、毅力和勇气。"

PL29 "主动和被动力量——寻找神的意志"——"由于你不愿意为想要达到的目标付出必要的代价,你就把这个问题留在了无意识之中,孩子气地想要绕开它。"

PL30 "任性、骄傲、恐惧"——"任性是一种盲目和不成熟的状态,盲目到意识不到你所欲求的事物正在违背灵性法则,必将给自我带来困难和束缚。"

PL32 "做决定"——"这些法则的其中一条是,你必须面对和接受每个决定的不利方面。"

PL41 "意象:它们造成的伤害"——"任何优势都有不利的方面。"

PL60 "幻觉的深渊——自由和自我责任"——"幻想的代价是十分高昂的。你越是想逃避,不付出自然和正常的代价——此处指的是为自由所负的自我责任——今后面临的代价就越高。这也是无法更改的法则。你越了解人类的灵魂,就越能更清楚地看到这一点。所有心灵的疾病正是基于'逃避而不愿付出应有的代价'这一点上的。在有两条路可以走时,欲望和执着总让你选择好走的一条。"

步骤5：自我惩罚

"虽然我知道是咎由自取，但还是担心会被别人惩罚，因为被他人惩罚要坏得多，那意味着我真得处于了他人的支配之下，处于人、命运、神和生活本身的支配之下。但要是我惩罚自己，我至少能避免羞辱、无助，以及被自己之外的力量惩罚的耻辱。"

钥匙：自觉

自由法则："你可以自由选择自己的命运。"

PL11"自我认知——伟大的计划——灵性世界"——"个体的自由意志必须永不被侵犯。"

PL18"自由意志"——"你现在的自由或不自由，完全取决于你过去的行为、想法和内心反应……很多人认为自由意志意味着他们可以做、可以想任何他们喜欢的事情而不会带来任何后果。这种关于自由意志的想法当然是完全错误的。"

PL30"任性、骄傲、恐惧"——"我重申一下，自由意志可以被用来做好事，也可以被用来干坏事，这很重要。你不能说它只服务于善良的意图，就像刚才说的，它也能被用于邪恶的意图。然而可以确定的是，无法充分行使自由意志就无法实现自我发展。"

PL60"幻觉的深渊——自由和自我责任"——"你不能在自由的同时又免于责任。你将一部分自身责任转嫁给他人时，就限制了你的自由。你使自己陷入了奴役之中,就这么简单。"

PL196 "许诺:起因和后果"——"你越是成熟,就越会将自由和责任视为相互依赖和不可分离的。若你没感到责任,你就永不会自由。"

步骤6:完美主义

"细小的内心声音在辩解:'如果我很完美,没有错误和弱点,能把承担的所有事都做到最好,就能弥补我过去的仇恨和怨恨。'这细小声音禁锢于潜意识中的一点,它不会消失,现在仍然活跃着。"(PL50)

钥匙:放弃

顺从法则:"信任你的人生。"

PL28 "与神交流——每日回顾"——"有一个奇妙、有效并且见效快的方式,能够极其强烈地体验神和他的精神世界的现实性和存在性,以至于你所有的怀疑都会如阳光下的雪一样消融。这就是牺牲之路……做好为了神牺牲自由意志的准备,即使你心中仍然存有一点怀疑……放空自己。准备放弃一切。"

PL171 "灵性法则"——"你如若缺少放弃的意愿,内心就会持有紧张和恐惧,人生的善既不会到来,也无法被感受到。只有当一个人不再恐惧失败时,胜利才有可能:恐惧失败的人永远无法打开胜利之门。"

步骤7：隔绝

"你躲在自己的疏离之墙背后，由于相信他人都能成功只有你不能，你怀着不为人知的仇恨，所以无法走向善和纯洁，你感到彻头彻尾的孤立和羞愧"[PL50]

钥匙：信仰

兄弟姐妹法则："爱邻如己"

PL26"寻找一个人的缺点"——"对他人真正敞开心扉能带来你从自身无法得到的精神帮助……如果你能对另一个灵魂敞开自身，一种完全的理解会自动充满你。通过保持完全的孤独，你以一种难于察觉的方式违背了兄弟姐妹法则。"

PL31"羞愧"——"只要你将某些事情藏于内心，所有事物就会失去均衡。你也许会夸大某事，低估另一件事。但与你的问题和你的内心挣扎无关的人也许能正确地看待这些事。正如我常在私人讨论会中所说的，有一条灵性法则对精神分析和自我忏悔同样适用。这就是兄弟姐妹法则。你对他人敞开心扉的一刻，就冒着暴露自己的思想和感受的风险。这一过程需要勇气和谦逊"

步骤8：自卑感，害怕失败

"太过骄傲使你认识不到自己不可能完美。也正是因为太

过骄傲,你无法接受自己现在的样子。你肯定因此感到自卑,因为你没办法按照自己的高标准那样生活。"（PL50）

钥匙:信任

因果法则:"你的外在生活是存在于内心的原因的精确反映,包括有意识和无意识层面的原因。"

PL57"自大心理中的巨大意象"——"无论是否有意识,每个想法和态度都是明确的行为。但越是无意识,其后果就越显著,造成的效果也越令人费解。由于内心挣扎的无意识性质,外在事件会响应于你的无意识消极方面而不是你的积极方面,即使你的外在行为主要是积极的。"

PL60"幻觉的深渊——自由和自我责任"——"你的潜意识影响着他人的潜意识……那些出自你的真实存在和你的真我的思想将会影响他人的真我。那些出自任何一层面具自我的表现,将会影响他人相似的或相应的面具自我,或者影响他人的防御机制。"

PL100"面对破坏性模式造成的痛苦"——"这条道路的主要结果是理解你自己的因果,以及这种理解带给个体的对力量、自主、自立、正义的感觉。"

步骤9:要求赞美

"那个无意识的细小声音再次争辩说:我已经失败了。我知道我自卑,但假如我能从他人那里能得到大量的爱、尊重、赞美,我就能感到同样的满足感,感到那种我最初渴求的和过去拒绝给予我的满足感,这迫使我进入仇恨之中,制造了整个恶性循环。他人的赞美和尊重也证明我是有道理的,因为我现在能够得到父母所拒绝给予我的满足感。它还能证明,就算我没法按我的强迫性良知那样生活,我也不像自己怀疑的那样无用。"

钥匙:谦逊

无条件的爱的法则:"爱是宇宙中最强的力量。"

PL31"羞愧"——"你不用为了尊重你自己而表现完美。"

PL39"寻找意象"——"不要带着道德化的态度去接近你的无意识,它会不喜欢乃至抵抗这种态度。"

PL53"自爱"——"你通常会发现,缺少正确意义的自爱是自爱扭曲的原因。"

PL72"害怕去爱"——"爱是独一无二的力量。有了它,你是强大的、坚强的、安全的。"

PL133"爱:不是戒律,而是内心自我的自发精神活动"——"爱在哪里,哪里就满怀充实感。缺乏充实感是灵魂还没学会去爱的明确标志。"

步骤10:未满足的对爱的渴望
终点又成了起点,你再次回到步骤1

"循环会在开始的地方结束,而对被爱和被赞美的需求变得比最初更加难以控制。这些连锁反应的各个阶段都让需求变得更加强烈。"^(PL50)

第十章 饥饿和干渴

促使你开始这段旅程的饥饿感也有助于你越过艰难险阻继续前行。你想要满足和平息的饥饿和干渴感并非来自于身体，而是你灵魂的明智渴望。

"精神食粮是常规摄入量的灵性真理；就算是重复性摄入也很重要！学习灵性法则也很重要。精神角度的人生观与物质角度的人生观截然不同，某天你的人生观将会相应地发生变化。必须养成经常汲取精神食粮的习惯，即使你可能已经习惯了长时间没有它的生活，就好像垃圾食品不能为身体提供保持健康活力所需的要素，但有的人已经习惯吃那些垃圾食品。一个人可以以这种方式生活很长时间，从未将原因和结果联系起来。身体营养不良的人会抱怨自己疲劳、虚弱或其他的身体不适，却未考虑到过导致这些症状的真正原因。同样的情形也适用于精神上的营养不良：情感问题、内心缺乏平静以及这种不足所造成的所有其它症状，都很少被有意识地与这一切的起因联系起来。"(PL16)

这里需要的养料是来自成长的养料。

"因为这是唯一能给予人生意义的东西——不断成长。"(PL89)

"精神食粮中最重要的物质是自我发展。你最深处的自我，你的神圣闪光，一直在恳求着获得精神食粮，而你的意识存在却拒绝去听它们的恳求。你的伤心沮丧、你为了实际和理性的理由或是毫无来由地对人生的不满，其起因总是你精神上的饥饿。只有享用了这种最重要食粮的人才会感到真正的快乐和充实，这种食粮就是灵性的进步。"(PL31)

你在旅程开始时携带的食物和水只够维持两三天，至多一个星期。当它们耗尽时，你必须沿途寻找食物和饮水。你当然相信自己能够找到它们。有一段时间，你确实想相信你一直被关照着，所以在道路的转角处，总有个提供可口小吃和清凉饮料的地方正等着你。

危　　机

可如果情况不是这样呢？你开始抱怨和呻吟，开始寻找能抱怨和控诉的人，越来越生气和害怕。虽然你担心地表水塘里的水有细菌，你还是得从里面取水喝。两三天后，饥饿开始折磨你。"我真应该更仔细地看看地图的!"或"真希望自己没离开家!"可你就在这里，只凭愿望也无法驱散饥饿和干渴。旅程不再有趣，危机随之来临。

"只有面临十分严重的危机，这些真实感受才会浮出水面，随后你会相信是严重的危机导致了你的这些反应。你希望忽视一个事实：危机使你无法再欺骗自己，它重新激活了你的那些仍然幼稚的情感。你还没有完全认识到，危机本身是隐藏的情感幼稚以及存在自欺的结果。"^(PL89)

你要花很长的时间才能发现，你是如何愚弄着自己。你为此经受了很多次饥饿和干渴。如果你待在"舒适地区"，你就不会发现这些，但是人生好就好在足以将你推出这个避难所。如果你警觉的话，就会发现很多现实情形中，都在持续启动着你已经抛之脑后的情感反应。

你迟早会发现。你会遇到很多自己不想体会的情感（主要是负面情感），或者你通常所感受的恰好与你强迫自己感受的完全相反。这种态度很大程度上是基于一个多少无意识的结论："如果我不去感受它，就不会不开心。"这就是心路治疗所说的伪解决方案——一个错误的解决方案。

"这个伪解决方案已经使你遭受了伤害，并且如果你还坚持这一方案，它还会持续伤害你自己，这种伤害会削弱你的理解力和判断力。"^(PL89)

你在麻痹了自身感受的同时，也麻痹了感受幸福和喜悦的能力。内心的饥饿和干渴会唤醒你。令你的精神饥渴呈现出来的情形往往是不愉快的，但同时又是苦口良药。你会尽一切努力回避这种情况，以便从这种可怕的饥饿中逃离。但伪解决方案的视角和出路最终会无济于事，还会造成相反的后果。

"这种懦弱地逃避，这种错误解决方案的后果就是一生处

于孤立和孤独的境地,一生未能体验到生活的高度和深度,未能将自己发展到能够发展的最完善和最好的程度。"(PL89)

看着生命从你身边溜走,而你未能成长为你能做得最好自己所带来的刺痛感是真正的饥饿。它会持续折磨你,直到你开始蜕掉那不成熟的情感。

"在这个成长阶段中,不成熟的情感必须表达自己。只有以理解它们的意义为目的,允许它们表达出来,你才能最终到达不再需要这些不成熟情感的程度。"(PL89)

但表达不成熟的情感不意味着你不加区别地到处宣泄它们。你必须区分出于成长的建设性意图和破坏性的情感发泄。这一切的开端都是允许你意识到什么是你真正感觉到的。

"找到你所痛恨的代表你未被照顾,你未被给予想要东西的那个区域。一旦你认识到所有这些怒气的原因,你就能自嘲自解,因为你会看到心中那些孩子的荒谬要求。这是你在这个特殊阶段必须做的工作。这是一个在你道路上的关键、决定性的里程碑。当你越过了这个特别的山丘,接下来的工作将会变得轻松得多。"(PL89)

在你把不成熟的情绪从无意识中迎回到你的意识之后,你就能用自己成人的责任意识选择以什么样的方式和在什么情况下表达情绪。

你以这种方式阻止了情感发泄,阻止了那种无目的不成熟和破环性情绪,阻止了只是为了释放自己和缓解压力的发泄。这就是一种形式的"快餐",不能真正满足你的健康需要,又会对其产生不良影响。

情感的成熟

如果你以负责任的态度来处理不成熟的情感,你会发现它们正以有机的方式变化着,即一旦你在更深层次上感受到它们,你可以重新与作为感受能力一部分的创造性和直觉能力建立联系。不成熟的、童性的情感总是破坏性的:它们在抗拒现实。当你允许情绪逐渐成熟起来,就可以允许自身感受安全地引导自己。对自我发展的反应根植于你的感受之中。你开始从内心与之配合,而非只是关注外界的因素。

"无论你信奉的是哪种宗教、灵性哲学和教诲,你都知道爱是首要的、最伟大的力量。在以上的分析中,它是唯一的力量。你们中的大多数都多次用过这条箴言,但我想知道,我的朋友们,你是否知道你只是在说着空洞的言辞,总是偏离着感受、反应和体验。现在来看,如果你不让自己去感受,你如何去爱?……既然灵性、宗教和爱都是一种东西,你如何能在忽视自己情感过程的情况下,获得灵性?"(PL89)

一旦你达到了情感上的成熟,你会发现在你道路的转角,真有一个提供营养小吃和清凉饮料的地方。总能找到! 随处可见!

"你的问题通常与你每天的面包、与物质需求有关。每天的面包或许很重要,但与每天的精神食粮相比,它就退居其次了。关于正确的食物、维生素、矿物质、蛋白质和饮食的重要性，你已经谈了很多。人类开始关心这些是很好的，但我们的灵魂看到了对物质营养的担心与对缺乏精神养料的担忧之间的巨大不相称。

后者的重要性与前者是完全一样的。我们看到精神上没吃饱、精神营养不良的人们，他们很多都患有精神维生素缺乏症。灵魂和精神都强烈地需要食物，而通常人们都没有意识到这种需要。只有精神食物被提供、吃掉以及消化，你的其它所有需求才能被自动得到照料，包括每天的面包。你灵魂的饥饿必会导致某些后果。"(PL16)

为了真正获得你渴望的养料，发自内心的"是"是必要的。你必须想要得到它。如果你不想要，就必须找到你为什么不想要的理由。

"精神食粮不会主动来到你身旁。你必须走出去找到它，像你获得物质食粮那样……你又一次需要与自身斗争来克服惰性。总会有一个声音在说：'我太累了。我不喜欢这个。就算我今天不做也没关系。这又有什么区别？为什么神会在意我今天有没有向他祈祷？'是的，我们的朋友们，神的确不会介意，但你的灵魂和精神会感到饥饿。通过每天敞开心扉，包容一切，你会得到力量和支持你的光芒，指引你走向正确的方向。"(PL16)

如果你能重建本原的"是"与此生之间的联系，你会更容易找到这个"是"。你长大后早已忘记它，它上面长着种种杂草，比如各种类型的沮丧、失望、创伤和其他痛苦。你现在想的是：

世上的生活并不有趣,如果早知道来到这里是为了什么,我才不来呢。

但事情还会更糟。也有可能你很喜欢这个尘世,譬如说你让自己相信了:自己有个快乐的童年,你的人生是成功的,问题放在那里总会解决;灾难过门不入。那你就真有麻烦了。

据说,瑞士心理学家卡尔·荣格在为新病人做首次咨询时,会有两种不同的反应。如果病人说,"我丢了工作,妻子离开了我,我不知道还能做什么。"荣格会说:"恭喜你!"可要是病人说得刚好相反:"我过得不错,刚升了职,所有人都喜欢我,婚姻美满,孩子都是榜样。"这位原型理论的发现者给出的回答是:"可怜的家伙,多可怕啊!"

与荣格一样,心路治疗的向导建议我们透过表面层——任何事情都像是快乐港湾的层面——去看得更深。

"只要你仍未意识到早期的伤痛、失望和未满足,你就无法与它们达成妥协。无论你多爱你的父母,内心的无意识怨恨总会阻止你原谅他们所造成的伤害。只有当你意识到深藏的伤痛和怨恨,才能原谅并让它们消逝。作为一个成年人,你会把你的父母也视作只是普通人。他们不像孩子所想或所希望的那样不犯错误和完美无缺,但是不能因为他们有自己的矛盾和不成熟就拒绝他们。有意识的推理论证之光必须被照射在这些你从不让自己充分认识到的情绪上。"(PL73)

我们都带着这样的想法长大,即认为人生是关于成功、成就、尽可能少出问题、尽量以自己的方式生活,以及活得尽可能久长。我们认为如果能成功地实现这些目标,我们的人生就是成功的。这对个性和自我来说完全正确。人格想要获得世俗的成功,害怕失败。但在度过我们的多次生命时,我们认识到我们不只具有外在人格。如果我们没有认识到这点,我们的外部人生就自然是失败的,正如托尔斯泰伟大的短篇小说《伊凡·伊里奇之死》①所传达出的信息。

"有一个内心声音告诉你:你的人生和自我比你此刻能经历的要多得多。这和学习如何激活每个人灵魂中所存在的更伟大意识有关。"(PL204)

心路治疗向导一再强调,为了启动我们心中更伟大意识,我们必须面对我们自身和人生中的消极方面。如果我们否认人生的这种消极方面,它就会出现在其他地方。如果你不发现你自己的一点罪恶,你会将其投射在你人生中遇到的其他人身上。有时是身边的人,如你的妻子、丈夫和孩子,有时是更远的人,如邻居、外国人、很多与你不同的人。你开始以或明或暗的方式与这些敌人争斗。所有的暴力,所有的压制、侵犯、破坏、虐待、恶意在根底里都是这样的机制。正因为我们都这样或者曾经这样做,恶才存于尘世。

恶存在于我们的世界中,因为我们不能、不会,或不敢在自己内心看到我们自身存在的恶。将眼睛转向自己,诚实地面对内心所存在的,是爱的伟大行为。我们在尘世所能做的最重要

---

① 《伊凡·伊里奇之死》是列夫·托尔斯泰1884年的作品,描写了伊凡·伊里奇从生病到死去中,在肉体病痛和精神困惑双重袭击下的挣扎和反思。

的事情就是帮助自己和我们的世界朝着真、善、美,以及统一成长。采取这一方式,我们可以平息饥饿,消除口渴。如果我们不迈出这步,它们会永远折磨我们。

第十一章　天气

一本旅途指南要是没有介绍天气的章节就没了意义。在外部世界中,虽说气候的确和人类对环境的巨大影响有关,但大体上是确定的。而在内心世界中,气候是你所做的事情,是你内心态度的结果,而这种态度主要取决于你处理阻碍的方式。

尘世生活总有各种阻碍,作为人类的我们必须去处理各种事情,也掺杂着必需的斗争。为了克服这些阻碍,我们需要自身的意志力。

满是麻烦的尘世生活就是阻碍之一。如果从未受阻,你也将无法生活。然而若你用力过度,你也会步履蹒跚,如果超过了合适的努力限度,你也无法活下去。尘世生活要求在阻碍过多与阻碍过少之间达到某个平衡,意志力也是这样,它是一种可以克服事物的阻碍和分离阻碍的能力。但如果意志力过于强硬,也会有危害,如果它过于微弱,他将无法克服来自事物的阻碍。^(PL103)

阻碍和你面对事物阻碍的反应,在内心世界中会以变化万端的天气显示出来。在外在世界中;我们无法改变天气,但可以选择穿什么衣服来适应天气。内心世界中的天气是我们自己创造的,但当你面对席卷的狂风和让人迷失方向的浓雾时,即便知道这是自己创造的也帮不上你什么忙。这时候,首要的步骤和在外部世界里一样,不要抱怨天气,而是做你需要做的。

这就是意志力的工作,它可以使万事都有可能:克服阻碍,改善天气。可为什么听起来容易做起来难呢? 在 PL103 中,心路治疗向导给出了意志力总是半途而废的四个原因。

1. 你没有注意到你想要什么。在意识的掩盖下,你抛弃了特定的需要,于是开始自欺欺人。

2. 你的意志力因为分裂而被削弱了。你的渴望分别奔向两个方向,你无法和自我达成一致决定走哪一条路。你会在这样的十字路口处消耗生命,或是像那头不知道选择哪堆干草吃的驴子一样饿死①。

3. 你的意志力过于强硬,以至于根本不考虑什么阻碍。比如你不考虑其他人的存在。"如果愿望的强大超过了现实的保证,你会把事情搞砸,达不到目的。"

4. 你选择了脱身。你是如此的漠然或恐惧,无法过充实的生活。"如果你不敢做那些对过有意义的生活必需的东西,而只是等待某些权威把它交给你,那么正是你自己残害了你的意志力和想象力。"

---

① 指布里丹之驴的一个变种:一只驴面对两堆和自己距离相同的同样干草,无法决定先吃哪一堆而饿死。

建　　议

你必须扔掉那些强迫性的任性,因为它们会让你拒绝接受现实,会让你总想把现实改造成你喜欢的样子。此外你还必须要增强自己的良好意志。

"发现在你的意志分裂之下的统一力量有助于让意志重归统一"

"你需要自我意志来坦率地、消除了自欺地观察自己。通过这种观察,你的爱和生活的能力会自动提高。"

"内心自我也许会来自于你的真实自我,它的本质是自由的。如果你让它自由,你就不会再被任性的束缚所蒙蔽了。

"如果你渴望着充实自己和自我潜能,外在的、疲惫的意志通常是一种阻碍。"

"通过对如何做和何时做表示忍耐而让自我意志离开。"

"在你生命中的某些领域,只要你能认识到潜能并体验到充实感,你就会不断地去更新你的健康意志。"

"为了得到你想要的任何东西,你必须用一种放松的、慷慨的方式多次培养自我意志,而不是通过希望某种特殊成功或是特定关系,将你的意志放入已有的有限概念的条条框框之中。无论你是否能意识到这种态度,它都会奴役你。"^(PL103)

坚持去寻找内在意志,意志会从更高自我中来临。要接受你仍在寻找这一事实。

内心的天气

内心的天气指的是我们所遇的阻碍和处理这些阻碍的方式。经历高潮和低落都很正常。某天阳光明媚，某天阴云密布。在一个多变的天气中，我们只有一个问题：是否要把明媚的阳光作为继续前行的必要前提。

每朵乌云都有银边。乌云就像我们情绪，他们能带来平衡。消沉产生了乌云和大雨，倾盆大雨会冲刷掉消沉。泪雨带来了冷静，使土壤更肥沃。高压和低压地区的不平衡通过大气运动造就了新的平衡，就像风从此处吹到彼处那样。如果这种不平衡过于严重，那么在积极和消极、内心意愿和现实事件之间、你和其他人之间、你自身的各个部分之间，一场暴风雨就会发生。这场狂风暴雨中带有绝望、戏剧化、指责、暴怒和电闪雷鸣，这都是能量。

有一个比喻或许有用，就是把自己看作是一座磨坊。如果你随着吹来的所有风旋转，就不可能获得充足的力量，还会失去自己的根基和立场。而如果完全没有风，你会发现自己处于缺少动力的死寂中，你只能漠然无助、漫无方向地晃着，寻找着一阵大风。但如果你可以借助方向正确的风，就可以获得能量和力量。那时你就会像荷兰作家鲍勃·丹·艾尔①那样，他喜欢骑着自行车顺风漫游，然后再乘火车回家，最终骑自行车游遍了

---

① Bob den Uyl（1930－1992）荷兰作家，以短篇小说和旅行故事著称

全欧洲。

稳定的高压区域令人愉悦,因为这里会永远阳光普照。但由于它永远不会降雨,你的世界就会十分干旱贫瘠。如果你严格地、缺乏弹性地划分你生命中的不同领域,某个领域将变得酸涩无味,而另一个领域会遭遇洪水。太阳蒸干了江河湖海中的水,被搅动的情绪就如同升腾的、温暖而潮湿的水汽,形成云朵变成雨降落下来,气候保持了平衡。

雾有时候是奇妙的。世界在雾中变得很小,万物也丧失了棱角。迷雾是浪漫的、安全的,带有令人舒适的忧郁,但也有它的缺点。通过不断依靠空虚,不断无视让人不舒服的事实,不断把困惑抛到无意识中,雾有可能变得很厚,厚到你一扭头什么也看不到。结果就是你不知道自己在哪儿,发现自己是完全没目标地在转圈圈。迷雾会随日出而消散,也有可能是一阵风吹散了它。

如果太阳不出来的话,你登得越高,就会觉得越冷。而如果太阳的辐射没有阻碍,直射你的身体,你就不会被热空气所温暖,而是被太阳光直接温暖,这种辐射的温暖可以跨越任何距离:它毫不费力地穿越真空,照射到你。灵魂的温暖也是这样,而寒冷就是这个距离。某些时候这是需要的,有益的。而某些时候,直接接触的热量令人无法忍受,它发作时会让人头脑发热,会使你勃然大怒。保持头脑冷静,但要注意:思想有可能冷静到漠然的程度。冷静可以把悲伤的情绪凝结成泪雨,泪雨可以让生命流动起来。但太多的冷静会冻僵你的心。

荷兰的天气

我们对荷兰的天气抱怨很多,但如果我们好好看看,我们却有着能想象的最酷的天气。从苦寒到热浪,从寒风到杨柳风,从酷热到新雨、从宁静的云到令人发抖的风暴天,从白雪到彩虹,这让我们了解了所有的季节和所有的天气,空气中总存在着变化。

这种变化的天气状况表现了一个根本的生命特征:运动。我们越好地适应这种运动,我们就越能成长。我们意志要对抗的那些阻碍,首先和主要都是对改变的阻碍、对运动的阻碍。接受现实,天气就永远都好。

作为认识到阻碍的结果,理性的人一直有可以克服障碍的可能性和选择。如果你故步自封,说明你已经过于老成或心如死灰了,你的逃避心理会产生对死亡的恐惧,这是一种我们熟悉的恐惧。然而,没有人可以根据自己恐惧死亡的能力来完全彻底活着。^(PL241)

第十二章　景象

你正沿着一条遍是美景的路途而行,起伏的小丘、蜿蜒的溪流、美丽的乡村景色、还有很多观景处可以小憩,你会感到无拘无束,心旷神怡。你正在享受生活,阳光普照,万事如意。你的确经过了很多危险,但这些都已经过去了,未来在向你招手。

当你放松自己,享受着那些生活为你保存的美景时,眼角余光处的一片乌云突然吸引了你的注意力。一分钟前它还不在那儿,怎么会突然出现的? 你先是不想去注意它,以为它会自己消失,但它没有。你眨了眨眼,但它还在那儿,看起来还在变浓增厚。无论你站在那里还是走动起来,那朵云都没什么分别。总之在你的视野之外,有些黑暗在和你一起移动。你所享受的自在感觉消失了,白日梦醒了。发生了什么?

"神在你心中,神性的部分会以伟大的方式让你的所有坏心态涌现出来,某些时候展现得更彻底,其它时候则只是部分展现。" (PL60)

你最好转移开视线,去发现所有的干扰,但总有一刻你必须去面对它。你需要很艰苦的努力才能集中精力,克服那些在你

121

真正了解内心过程中的阻碍,最终你可以成功。你会觉得震惊,因为你看到了自己的阴影。你那善良的影子就如同老朋友一样,一直伴随着旅途上的你。至今为止,你从来没有想过好好看看它,只是怀疑甚至惧怕它的存在。

怪　　兽

　　当你继续内心旅行,并未在第一个阻碍前退缩时,你就要和一只可怕的怪兽面对面了。这只怪兽可能是一条恶龙、一个令人生厌的生物,一个你在外部世界中给它留了位置的可怕实体。在外在世界中十分受欢迎的种种避而远之的方法,在内心旅行中都不管用了。诸多分心之术,比如电视、广告、明星、突发的社会问题,还有矛盾和争论,在内心旅行里都不存在。当然你可以离开正途,跑进白日梦、胡思乱想、制定计划和思乡症中,但如果你真的决定进行这次旅行,那些事情仅能提供暂时的松弛,早晚你还得和这只怪兽面对面。

　　谁或什么是这只怪兽? 答案是如此容易,反而说出不来,那就是你。更合乎情理的说法是,它仅是你的一个方面。但十分奇怪的是,你已经被说服了,认可了在你内心的深处的那只怪兽、那个恶的一部分正是你自己。如果你发掘够深的话,这就是你在灵魂深处会遇到的东西。这是一种思想,一种你几乎不能承认的罪过。这可以理解。谁愿意和内心的终极现实是只怪兽的人一起生活? 我们都被这种恐惧折磨着。说到底,如果我们足够诚实,我们实际上就是坏人。黑暗的核心被束缚在灵魂深处的原因是,从我们有意识的那天起,我们就在教导自己无视自身消极性和破坏性的一面。

为了爱、赞许、认可和支持,作为孩子的我们是如此的依靠着别人,以至于我们可以做任何事来让自己适合外在世界的要求和期望。一个孩子会忍不住去这么做,而当我们是孩子时,这种解决方式很好使:我们学会了待人接物、考虑他人、举止得当、适应环境。在成长所需的过程中,我们学到了所有有用的东西,但也学到了很多日后伤害我们的东西。这种训练有利有弊,消极的一面是:我们疏远了自己。

这种自我分裂变得十分痛苦

现在到了你可以直视这只怪兽双眼的时刻。也许只是因为你无法再维持面具,也许是因为空虚十分痛苦,你已经对自身的面具有了充分的认识,认识到它并非是你的真实自己。你所想成为的人和你实际所是或你害怕所是有着太大的差别,这让人很痛苦。

"你的个人的,不快乐的经历都是源于隐藏的两种不可调和的态度之间的矛盾"(PL181)

我用了很长时间来维持我的面具,因为我一直用它来和别人相处,但当我重新开始独处时,我会摘下它,或者说我想摘下它。这两种境况的区别对我来说不甚清楚。我仅仅注意到我非常需要时间来独处,并且在用多种方式来让这种需要合理化。我已经对自己说过"我需要时间好好想想","我并非一个八面玲珑的人"或者是"实际上,我觉得这种交谈并非很有趣。"

"你必须认识到这种矛盾是所有事情的关键。至今你一直在将冲突和交战的双方合理化。你被消极性大大影响了,以至于你心中的善良的和积极性的一面,追求正义和聪慧的一面被压倒了。你以各种形式的解释试图将这种失败合理化。"(PL27)

这种影响继续发展着,直到我问了自己这个问题:"为什么我不能和我自己统一起来?"我慢慢地、逐步地体会到了,我也许在惧怕别人对我的判断,但这主要是因为我惧怕自己。

在这种感觉下,心路治疗是一条去除幻觉的道路。你并不像你乐于想象的那么完美和纯洁。在你潜意识的深处,是作恶、破坏和伤害的冲动。某些时候,这种冲动会意料不到地燃烧起来,给外在形象带来消极的影响。这通常会让我们十分害怕,让我们急着要抑制住它,因而我们变得惧怕自身。

这种恐惧将统治你,直到你能用眼睛去直视它的那一刻。那时你就可以接触到你的消极意愿了:你的这一面知道消极性并非是因为遭遇什么事而引起的,而是你自身释放、表达引起的。

"不要害怕去认识它,我的朋友们,不管怎么说,害怕去发现比消极性自身都要糟得多。认识、了解和接受它,你只有这样才能找到出路。"(PL181)

十字路口

　　影子指明着道路,当你来到一个十字路口时,影子想让你向右转,可你想直行。右面的路是个下坡,还有滑溜溜的石头,在上面你会失去平衡、摔倒乃至跌断腿。之后还是一片下坡,最后消失在一片密林之中。直行的路看起来有吸引力的多,平整、干净、修砌得很好,也没有让人措手不及的险境。每走上差不多的距离,就有一家饭店提供满是可口美食的菜单。路边还有很多食品店和小铺子,还有很多路标指着这一方向。为什么不沿着这条广人熟知的大道走下去呢? 你在十字路口停住了,犹豫起来、一种非常陌生的感觉和一种无法解释的冲动驱使着你向右走去。

　　到时候了,你已做好准备。你向右转了,小心翼翼地让自己不要摔倒。一股能量充满你的身体,身体里充满了活力、兴奋和生命力。你走得更快了。脚下的石头不再像你想得那么湿滑。哦! 那是一条正窜进灌木丛中的蛇吗? 你拴紧了背包的系扣,走到森林的入口。你静静地站在光线和暮色汇集之地,闻着树木的潮气,回头投下最后一瞥,然后走上前,进入密林之中。

　　密林里很安静。泉水平缓地流着,苔藓密布的树上落下露水滴滴。你沿着看起来像是路的小径前进,但实际上你只是在跟着自己的脚步向前。你越来越深入林中,觉得自己越来越远离日常世界。你不清楚自己到了哪儿,只知道这是该走的路。

起初你匀速前进,但逐渐慢了下来。几个小时后,你来到林中的一片开阔地。开阔地的正中有一个小池塘。云和树都倒映在波澜不兴的池塘上,你朝水中张望,看到了你自己。

你观察着你自己、你的身体、你的面容、你的眼睛。当你一直看着自己的眼睛时,你的脸上会出现奇怪的东西。看起来是脸的形式融化成了液体。它开始流动、移动;呈现出它所具有的生命。你看着这种景象,就像看一场电影,看到从深处涌出的其他的脸。前几个镜头的各种面孔看起来很熟悉,之后是些陌生的、不认识的、不大像人的、更像动物的——令人反感、害怕和怪兽一般的。镜头闪过的越来越快,你的眼睛聚焦在这幅意象的眼睛这个不动的点上,像是粘在上面了。

你觉得从你的内心深处、从腹部有一个声音正挣扎着要跑出来,要像一波尖叫一样冲出你的喉咙"不……!"这是一种听起来持久不息的尖叫,这让你窒息。最终你跪倒在地,大口大口地喘着气。

寂静中,你感到了自己心跳的砰砰声,再次意识到了自己的身体。似乎内心打开了一扇门,让刚才意象的尖叫进入了你的眼睛和脑子,你感到身体的各处都在振动,就像有小溪穿过你的身体。你仍然能感觉你身体的外部,但它们的边界不再固定不变。看起来你的整个身体都在呼吸,伴随着通过身体的一股温柔的波浪振动,这种振动以无比的威力和优雅征服了你。你观察到并享受着这种体验,这就是在这里能做的一切。

"遇到这种陌生人是伟大过程的一个标志。你有任何的理由去高兴。为初战告捷歌唱"光荣的哈里路亚"吧,你已经迈出了通往个性统一的第一步。不要抑郁。这一步对任何一个希望一生圆满,不愿推迟和无意识相遇,而是想立即面对它的人来说都十分重要。由于个性中未知部分的力量十分巨大,这种力量潜藏起来,变成了无意识状态,于是我们只能见到它的外在效果。"(PL5)

消极意愿

如果你敢于审视自己的灵魂深处,你会在恐惧、骄傲和任性之下,遇到你内心的罪恶之根——你的消极意愿。

"不幸的是,罪恶或者对抗神圣都是你内心世界中的现实。闭上眼睛、无视现实是不合理的。当然,当你在自身之外寻找恶魔时,可以轻松地在他人身上寻找到他们。但如果你在那里和它们斗争,那就是缘木求鱼了,就像如果你在自身之外寻找神性,肯定是精疲力竭而无所得。所以说,唯一可以找到神圣和恶魔的地方就是在你自己心中。"(PL49)

这就是每个人藏于内心的负面核心,这是最终的景象。这是我们心中的秘密区域,最起初的"不"的产生之地,就是我们对任何人、任何事、对生活和我们自己所说的那个"不"。但实际上,对什么说"不"并不重要,因为这个"不"并非因事而发。消极意愿不需要理由或引发,仅仅说"不!"就足够了。

"要认识到,这种阻碍意味着你不想抛弃消极意图,意味着你将真实藏在了意识之外……一旦你选择了当面挑战自己的消极意图,你必然会注意到它的间接表现,并看到这种破坏力是在你内心的秘密区域中酝酿已久的。"[PL181]

你生命中的最大挑战就是与这个"不"斗争。你的所有消极特征最终会浓缩成这个初始的"不"。如果你可以面对这个"不",那完全有意识地发现它,才有可能转化它。

"这需要时间和成长去经历生命的真相,一个人内心中总有某些东西在作祟,在阻碍生命的圆满。"[PL186]

初始的"是"

多年以前,我在学习核心能量课程(一种通过身体运动接触更深层次和无意识内心的心路治疗方法)时,为这个初始的"不"苦恼。这运动是关于实体化的过程:我被引导着想象:我的生命计划已经在灵性世界中被安排好了,现在是开始我在尘世生活的旅行的时刻了。我正期盼着这种生活:我把自己看作是庞大的具有各种颜色和光线的云朵,它慢慢变得越来越小,最先我觉得它有十公里大小,之后是一公里、几百米、十米……迄今为止都还不错。我乐于这么想,也准备好了继续变小。压缩的过程在继续,某一时刻我感到我自己是朵一米大小的云了,此时我经历了一次突然的震惊:"哦,不,不要再缩小了!"我立刻害怕起来,一股抵制的力量压倒了我,"哦,天啊,我正进入什么之中,不!"

可这一运动在继续,就像我的生命一样。我越缩越小,直到我能轻易地缩到一个针尖,我的注意力集中在寻找某对夫妻身上,他们是我理想中的父母。我四处看看,注意力被引到了一对荷兰情侣身上,对自己说"哦,好吧,这到底怎么回事,如果我非得……"于是我来到了世间,出乎我的父母意料,作为他们的第三个孩子和家中唯一的男孩儿来到了世间。"哦,好吧,如果我非得……"这是我个人表达我对生命的态度的方式,一直如此,这是我对"不"的描述。我为这一想法和计划感到鼓舞,可一旦计划实施,我就接触到了一股"抵制的能量":"我真的必须如此吗?""这是我真想要的吗""我不喜欢所有这种实施方式,这堆垃圾,这些烦恼,我不要这样。""如果这是计划实施的方式,我拒绝!"

要接受"我不要这样"中所具有的攻击性和怨恨是件艰巨的事情,但这也让我了解到了这是恶的一部分,我把它带到了我的尘世生命中。通过清晰而鲜活地感到这个"不",我慢慢越来越多地接触了初始的"是",但这一斗争在继续,因为"不是现在"是个很难除掉的阻碍。

通常看起来,正是"不"在主要激发我们的生活。似乎我们总是为了某事反对其它事,似乎我们需要"不"的能量才能排斥某些事物完成自我的成长和发展。如果我们正在为生存挣扎,那实际上就是这样。于是我们就生活在自我的世界,形成的个性也是个两极化世界,在这样的两极化世界中"是"与"不是"相接触。非此即彼的特点就是：或者你对或者我对，或者你赢或者我赢。但如果我们能够再次接触初始的"是"，我们就能够改变这个两极化的世界。它让我们走向现实，那里最终只有"是"！。

第十三章　要当心！

这一章按字母顺序列出了你在旅途中会遇到的艰难险阻，包括对相应心路治疗课程的引用。

深　　渊

一个广为人知的信念是生命必须完美。"你可以接受生命的不完美"这一思想会给你坠入无底深渊的感觉。你耗尽了自己所有的灵性能量，以便远离这一幻觉的地狱，对你来说，伴随着对坠入地狱的恐惧而生活是最可怕的事情。反其道而行之才是正确的。

"如果这座地狱存在于你的灵魂中，那么在你看来，对它屈服，或听之任之就面临着死亡的危险。你看起来就要坠入深渊，而只有你让自己投入其中，这一深渊才会消失。之后，只有在之后，你才会认识到自己并没有崩溃或死亡，而是美妙地漂浮着。你将会发现让你恐惧和忧愁的紧张情绪和深渊一样都只是幻觉。"(PL60)

顶　峰

我们的整个文化都关注"向上的路",要向更多,更重要、更智慧、更快、更富有、更有影响力努力。我们都想到达顶峰,但忘了一旦我们登顶,只有一条路等着我们:下坡路。

"学着用按照自我的本质去生活,学会了大多数人所缺少的谦虚谨慎,因为你总想完美和达到巅峰,然而在现实中,你还没有到达第一个谷底。这也是一种兼有懒惰的骄傲。你想到达没有去过的地方,但你的低级自我不想为之付出代价。"(PL13)

死　路

你在生活中常会得到这样的结论:这么干没用。认识和接受你已经走入死胡同这个事实打开了通往内在引导的门,这扇门一直在那里,只是你不相信。

"有件事情一再发生:人们不注意他周围神圣的灵魂,于是他们无法看到、听到和感觉到那些给予你帮助的人。即使他们原则上相信神和他的灵性世界都存在,他们也不认为,这种存在会影响他们个人生活中的所有问题。于是他们关上了这扇门,也许继续按照错误道路走下去。走向错误的方向通常是以看起来很小的选择起始的,但你走得离选择点越远,就越会在死胡同里迷路,越难找到出路。"(PL5)

监　　狱

在某些事物上,你会把自己局限在"我还是个孩子"这一信念上,这些事物就是你的监狱。这是你心中的弱点,多年来你总会在上面抛开自己的理智。在这个监狱中,你被恐惧和愤怒、强制和无助交替控制着。

这个孩子想被你的意识所欢迎,但也需要用你成人的警惕束缚住他。你必须鼓励自己,不再从内心紧闭监狱的门,它就破坏你的生活,回到世界中继续成长。

"世界上的每一个独立的人,都经历着恐惧和无助。由于人性的这个角落常常带来强大的阴影,它被作为秘密,通常被丢到远离理性的地方。"(PL157)

路　　障

内心道路并不是一条正规道路。你也会遇到很多的路障,你会问"是谁把石头放在这儿了?"

"你内在的粗鲁和偏见会造成灵魂和外在生活中的矛盾。这些大概可以看作是岩壁和石头,以及你必须移开的高山。你必须通过你的各种各样错误来开辟出自己的道路,这些错误在你灵魂之中就如同处处丛生的灌木和有毒的植物。与之前的绕道而行不同,这次你决定继续前行。你还要穿过几条河流,要控制那些不听话的河流或让其改道。这些就是你不受控制的情感,它们之所以不受控制只是因为你不理解他们的来源和真实含义。"(PL36)

裂　谷

穿越内心裂谷的最好方法不是架桥,而是彻底投身其中。先一直走下去,看看谷底是什么,然后再努力爬上来。

"让我们再强调一遍:理智上你知道自己是不完美的,但情感上不承认。通常你所知的和思考所得的结论,和你的情感驱使你去干的事情之间有着巨大的差别。想让情感理智化并不十分困难,但还是需要一点努力,就是你要担负起把情感翻译成简洁的思想这件麻烦事。"(PL31)

"自我认知发生的那一刻,人类灵魂中深藏的、看起来无底洞般的恐怖消失了。通常你的意识不会体会到这种恐怖——这种恐怖的存在只是因为你不知道在自己讨厌的方方面面之外还有个真实的你。你因为这种恐惧而犹豫不定,不去主动确定你讨厌的是什么……人类的性格通常位于想要迈出这一步的临界处,但这个临界处如同悬崖,带来了犹疑和持续的伪存在感。不处理这个问题的话,恐惧就会永远留在灵魂中……当你最终决定去面对自己的恐惧时,恐惧就会消失,你会认识到你发现了真实的你。你也发现了生命是充实、富有、开放和无止境的。"(PL189)

十字路口

总有一刻，你会来到一个十字路口，而你心里清楚实际上这并不是什么十字路口。你认为它是十字路口只是因为你终日忙着把生活分为"这样不行"和"这样才对"两类。区分能力是现实生活必要的，可一旦把这一能力扭曲成了割裂的幻觉，区别就变成了分裂，分歧就夸张成了非此即彼，统一就被撕成了碎片。立即停下来！现在就停！

"我想再次强调一点，如果你把世界想象成非黑即白的二元世界，就无法拼合自身的碎片。当事物、人、自我、世界、生命、思维和态度看上去非好即坏、非对即错时，就出现了对现实的扭曲和随之而来的折磨。然而，那些仍然沉浸于生活幻想中的人很难辨识出对现实的歪曲和遭受折磨之间的联系。真相是：脑海中浮现的每种态度、感觉、思想和人类的表达都是好坏共存的。"(PL193)

沼 泽

内疚感如同一片无法脱身，只会越陷越深的沼泽。起因是你不想去看或者看不到带有大大的"责任"字样的石头。担负起责任来吧，认识到你可以对真实的罪做些事情，就可以摆脱泥沼般的，让你无力脱身的虚假内疚感。

"这就像你的个性,你不愿意去面对真实的罪,但受理性压制的你想象出了不实际的罪来掩盖你真实的罪。"(PL171)

墙

内心之墙是你的意识和潜意识的界限。墙后面是无意识的情绪、观点、想法、结论和欲望。这场旅行的任务就是将这些材料带到意识光芒的照射下,但向导建议我们不要试图一蹴而就,去莽撞地拆掉这座墙。

"多数情况下,这堵墙是没法一次拆掉的,就算你费尽心力,还是会遭到挫败,带来很多不好的结果。很多情况下,让墙留在那里,逐步地把墙后的东西取过来更为可取。"(PL47)

向导警告我们,我们拥有的非理性是个难以对付的对手,它会扭曲和滥用藏在其后的真相。

"无意识天生便拒绝放弃它的伎俩,它会伺机而动,准备造成严重的危害。它在这个方面和其他很多方面都是无知的,会得到十分错误的结论。于是无论你的动机是多么好,无意识都会倾尽全力地抗拒试图你的拆墙行动。

强迫性的暗流

观察别人身上的暗流比观察自身的容易得多。你能感到那是一种驱使或渴望的能量,能从脸部的微小活动中看到它们,从声音的微小波动听到它们那种令人惊恐的共鸣。

"这种强迫性暗流说着'你必须'，于是你对其他人产生期望，想让他们变成、感觉和做你所想的和你所期望的事情。这种期望毕竟无济于事。实际上，你在表面上也许完全缺少自信。你不得不暗中隐藏羞耻的感觉和威胁性的强迫性暗流，这种隐藏的直接结果就是无力和难以正确地坚持自我。"（PL157）

牺　　牲

当你在旅途之中看到一只捐款箱，一只伸出的手，一个饥饿的眼神时，给他们些东西并没有害处，你越感到抗拒的事情，越值得你去做。

"你能够牺牲多少？你不得不牺牲的也许是舒适、自我、自私，以及对很多错误和弱点的执着。你能够抛开他们中的多少？最初的牺牲会显得很大，但只是因为你是在战斗。之后你会感受到，你已经打碎了那些直接令你不快的负担和锁链，解放了你自己。"（PL17）

门

在你的旅程中会经过很多扇门。你需要勇气去穿过每一扇门，但每扇门都会带给你解放。但门的含义并不只是一道门槛。在门里，你想站多久就可以站多久，用你的全部意识去感受下一步如何走。

"通过感觉之门,你的弱点欺骗了你的坚强;通过感觉之门,你的病痛欺骗了你的欢乐和愉快;通过感觉之门,你的恐惧欺骗了你的安定和安全;通过感觉之门,你的孤独欺骗了你达到圆满、爱和同甘共苦的能力;通过感觉之门,你的仇恨欺骗了你爱的能力;通过感觉之门,你的绝望欺骗了真实和公正的希望;通过接受之门,童年的缺失欺骗了你当下的充实。"(PL190)

河 流

河流总在流着,但我们可以选择不跟随它流动,因为没人知道它会把我们带到哪里去。也许在某些地方,我们更愿意停在岸边的一个众所周知的宿营地上:一个安全并且景色不错的地方。河岸上仅有一个大缺点,河另一边总有另一条岸,那里的青草更绿。如果我们跨过河流,到另一边扎营,我们必然会觉得刚才的河岸的草更绿,因为它已成了对岸。

生命并非是这边或是那边,此岸或者彼岸。它是两岸之间的溪流。心路治疗的材料已经对"生命之流"说了很多,它也会从你内心流过,只要你不执着地留在此岸或是彼岸。

"你的真实自我和你的真实感觉是和创世、神、生命、命运、宇宙的生命力、生命之流和现实完全一致的。现实生活中,如果你的意愿总得不到满足,就会不开心。"(PL77)

环　　岛

　　如果你因为过于恐惧和想保持所有的可能性而不敢去选择,那你就会在环岛处打转。完美是良好的敌人。即使你选择的道路并非完美,你一般也只需去简单地选择一条,然后接受选择带来的局限性。

　　"这里再次显得像个悖论,你越是选择有意地克制,辅以警觉的理性和建设性的行动力,你就会变得更为自由。"[PL133]

　　仅仅想要是不够的,你不得不选择付诸行动。想要是火花,而选择提供了行动、成长和发展的燃料。

　　"你越是注意做出选择的可能性,你越会获得自由,也越会感到和觉得少有来自外界的压力和权威的束缚"[PL133]

休　　息

　　在路上休息一下是件很舒服的事情,但是休息的诱惑也是一种腐蚀,它总是与休息背后的动机有关:是否有你想逃避的事?

　　"静力学原理有着格外的重要性。它从积极性上反映了最终目的,反映了一个人能达到的最高峰:存在的状态、不受时间影响的状态、无运动的运动。这是进化的最终结果。然而从消极性上来说,这也是人类发展最大的阻碍……在这些阻碍存在

的地方,改进无法发生。"(PL55)

诱　惑

　　在内心世界的旅行中,有个人是你最怕见到的,比其他任何人都怕见到——你自己。当然我们并不是指那个在这个世界眼中成功地过着合理、宽容、愉快和精致生活的你,而是那个你试图不想让任何人包括你自己知道的你。我想再次强调我之前描述的话:你担心在灵魂的深处生活着一只怪兽。一个可怕的存在,这个存在不想做任何事,只想破坏、伤害、愤恨,或是其它的,残忍、掠夺、强暴和杀戮。是不是有点夸张了? 当然,你不知道这一点是因为你不想看它。因为你暗中相信了这只怪兽就是你的真实面孔,你被吓坏了,忙把怪兽锁到了一个秘密房间里,把钥匙一扔了事。

　　但某些时刻,这个低级的自我会突然表现它自己,比如正在开车的你被另一个司机超了,你会感到怒从心头起;或是在一场争论中,你会觉得失败和惭愧,以至于想象自己能轻易地杀死争论的对手;或者当事情不遂你愿时,你就想毁灭所有会让你想到挫败的东西,遇到这些时刻,你都会感到震惊:"这是我吗?"

　　你温和而有理性的表象突然有了裂缝。在你的理想化自我意象中,你让你自己相信了:你是个从不会生气、能理解所有事、一直最彬彬有礼的人,你从不使用暴力,是个让人喜欢的角色,可你居然如此勃然大怒,这到底是怎么了?

"一旦你隐藏自己的某些部分，就不能获得自由。此后的你必须一直处于戒备之中，必须装腔作势……对自身的恐惧是对生命和对死亡的恐惧背后的基础……你在幻觉之下的种种努力，都是在任由你所感、所想和所欲的在摆布你……你在等待某些魔法从外界降临，让自己获得截然不同的感受，而这种'在你走出陷阱之前必须先感受到不同'的情景从未降临过……如果你不能全身心面对你所惧怕的，你就不能说服你自己相信存在着最深层的自我，这种存在是很有价值的、很智慧和很善良的。当你如此做的时候，你就发现没什么可恐惧的了。"[PL136]

迷 路

当你迷路的时候，重新找到路的首要步骤是认识到你确实迷路了。让现实进来吧，有时候你需要令人吃惊的漫长时间才能采取这一步骤。多年前我在比利牛斯山遇到过这种情形：我好一阵没在岩石和树上看到指路标志了，但还是执着地走下去。一段时间之后，我急于四处找水。恐惧在不断加深，但我摆脱了它们。我努力说服自己，在下一个路口，下一个上坡，我就能找到回去的路。当紧张最终到达了我无法再压制的地步时，我绝望地跪下了，恳求道："帮帮我，我不知道该怎么办。"

我不知道是从哪儿来的灵感，但这灵感让我又看了看地图。我已经毫无结果地看了很多次，但这次截然不同。突然间，我就发现了，清楚地发现了，我走错了方向。我不得不原路返回，步行了几个小时,但恐惧已经消退,我感到十分轻松和愉快。因为我接受了已经迷路的现实,才发现了回去的路。

"当纷乱和负面事物刚显现出其萌芽时,你可以通过观察内心真实来避免危机发生。但需要巨大的诚实才能挑战你执着存有的成见……当你还未从内心接受必要的改变时,你就自动将自己置身于危机之中。"^(PL183)

沙 漠

如果你放弃过于世故的、错误的安全感,来留出空间打好新的地基,你通常会经历一段空旷的沙漠。如果在沙漠中跋涉的你能意识到自己是处于转变之中,萦绕在心中的被抛弃感就会消退。你会在生活中多次遇到这种阶段。从童性的神的意象转变为一个成人版神的意象的过程就是其中一例。

"在放弃错误信念,拥抱正确信念的转变期中,你会遇到一个真空期。这真的是个让人头疼的时期。你会觉得孤独,因为错误的神正在隐去,而正确的神尚未接管你的存在。在这一时期,也许你的所有信仰会弱化,会充满了对神存在的疑惑。"^(PL88)

在你回归自我的路上,你会多次穿越荒无人烟的沙漠。当你已经准备好穿越时,就正在走向你的核心。

"要到达这一核心,你必须经过很多歧路与远路,一旦你到达了核心,你将不得不经历一段时间的空虚,经历对你那未满足的需要和渴望的注意。但当你注意到这些不满足并能忍受它时,你不会再用错误的谨慎和软弱,而是以能够忍受它的坚强来对待之,这是取代后果尚未完全清理干净的旧行为模式所必需的——你将不会再被之前的痛苦所折磨。这种不满足不仅不会削弱你,相反通过更深、更全景化的观察,你会更接近现实和慢慢地影响现实。"(PL95)

第十四章　挫折

就像很多电影演的那样:你觉得已经安全到家了,却飞来横祸。遭遇现实的阴暗面是一次表明你还未到达谷底的考验。你已经做得很好,纠正了错误观念,弥补了旧伤痕,修正了毁灭性行为,但还有些欠缺的东西。你的生活一切顺利,但某些事正让你烦恼。你完全摆脱了它们? 你尽力而为了? 你已经彻底成了另一个人? 你是已经完全是你自己,或者仍在——偷偷地,不被察觉地——耍些小花招? 索取比给予多? 小小地作弊一次?

在 1970 年代,位于纽约城外两小时路程的心路治疗中心的事业正蒸蒸日上。之后某些没人能预料到的事发生了。伊法·皮埃若克斯去世了。她的确患有癌症,但没人真的考虑过她去世的可能性。这是个很大的打击和挫折,导致了心路治疗社团中出现了裂痕。各个派别间滋生了争吵与不和。心路治疗中心继续存在了几年后就陷入了经济困境,最终被卖掉了。有趣的是,一家藏式治疗中心购买了这处产业,将其翻修一新。

死 亡

生与死是我们在自身存在中面对的最大二元化,而死亡总是其中被我们拒绝的一元:我们不想看到它,可它总在那里,每天的每个时刻都存在。只要事情不按我们意愿发展,死亡就存在。

"当我使用'死亡'这个单词时,我并非单指肉体上的死亡。我指的是生活的所有负面因素,所有和你的愉快之旅所对抗的东西。在这个意义上,死亡也可以指失去、改变和未知,这些未知状态也许比你现在的情况还要好,但由于其不为人知,就显得格外恐怖。每一个人每天都会经历很多次小的死亡。"(PL81)

心路治疗是一条让你接近这种死亡的道路。这话可让人不爱听,因为谁想要这种死亡?天知道这都是在说什么?

死亡是生命的一部分。你越惧怕死,就越和生命保持着一定距离。于是这里就有了一条非常吸引人的信息:心路治疗可以帮助你体验较充实、更积极、更圆满的人生,谁不需要这种人生呢?然而地球上的现实是:二元对立中的一元不可能单独存在。心路治疗让你更接近现实。现实就是:因为生命就是二元对立中的生命,地球上的生命总会遇到二元对立的事物:生命和死亡、光和黑暗、善和恶、硬和软、男和女。但我们不想被这种二元对立所束缚,通过允许和接受日常生活中死亡的存在,我们能超越这种二元对立。

"如何能不在乎这些小的死亡，去过自己的生活？严格遵守前面我所描述的过程：抛弃小我、小算盘和你培养的消极反应。你必须为他们而死"(PL210)

超越二元对立对我们大多数人都显得抽象。我们都处在从个人到人际层面的成长过程中，我们在这个过程中仍能观察到矛盾，但要从较高的人际层面去看待这些矛盾。

在个人的层面，在那些大多数人都没有过巅峰体验的时刻，非黑即白的二元对立思维是家常便饭，以至于我们难以想象出一种截然不同的模式。然而你所经历的开拓意识的道路能让你走向统一，否则你也就不会读这本书了。这条路无法逃避，效果很好，但需要时间。个人拓展意识的旅行通常开始于认识到自己遇到了困境。一次危机（一次重大损失、一场令人震惊的失败、一次让人沮丧的不景气、一场大病）都会使你无法再否定一个真相：我们为生活绘制的蓝图已经不管用了。

在我的生命中，这一危机开始于多年以前，当时我惊讶地意识到：在我应该带有情绪的时刻和场合，我却实际上什么也感觉不到。用了一段时间，我才真的将自我放入生活之中。之后我开始了长长的旅程，剥下了自己的一层层伪装，为的是如我所愿地到达自己的核心。我期盼着，当我能把双手放在核心之上时，我就能够展开一段更新的、活泼的、合适的、没有错误和失败的新生活。这种愿望带来了一种快乐的乐观感觉，是那种小男孩遇到新学年开始时的感觉。一块崭新的写字石板，从今起我会做得更好，甚至做到完美！这种满怀希望的期盼给了我奋斗多年的动力,一直努力结束好与坏、光与影、生命和死亡之间的斗争,相信邪不胜正。然而,我实际上从未获得成功,欺骗和失败在继续。恶魔、黑暗和死亡不可能完全被清除干净。

二 元 对 立

我逐渐而缓慢地认识到,这里并没有那种需要清除掉所有杂质的纯粹核心,而是要接受纯和不纯时刻在地球上共存和更新着。只有通过接受,你所对抗的事物才能消散。对于有逻辑的理性头脑,这是一个矛盾,像所有悖论一样难以理解。理性的人首先想到的是寻找解决方案,可一旦这种寻找解决方案的过程僵化成了一种寻找不变和公式化答案的过程时,你就迷失了方向。你会想:"如果解决方案需要以某个需要解决、需要以某个要抛之脑后的问题为前提,那这个解决方案根本无法存在啊。"这立刻把你抛入了二元对立的诱惑中,正如他们所说"你所抵制的将一直留下。"两极化自身并非是一个问题,如果你注意到它的虚幻性质,也是很有帮助的。

"很少有人能超越这种二元对立层面,于是大多数人所经历的只是对不受限制的美景,对统一层面的智慧和自由的浅尝辄止。在意识的统一层面上,没有对立,没有善恶、没有对错、没有生死,只有善良、正确和生命。"(PL143)

当我们认识到了我们生命的目的,达到了统一的层面,我们就达到了一种不存在相反的意识状态。在二元对立层面生活的我们无法理解这一点。我们不是去接受这种不可能，并继续我们的旅程，而总是在尝试着将二元对立中的一极推向极端。

这就导致了一种十分孩子气的疯狂：要富有、要百病不生、要应有尽有、事业要成功再成功、生命中遇到的男男女女都能让一切事情和谐、要能中彩票等等，或者少一点孩子气的：要没人挨饿，要各处和平，要全球停止变暖。

超越二元对立的层面并不意味着，你从现在开始总能识别出二元对立中好的一面。正如向导所说：

"统一并不意味着，你总能认识到二元对立中好的一面。抱这种错误观念的人会沿着错误的道路走下去：他们希望获得一个虚拟对手去拯救。一旦一个人执着于一端去对抗另一端，自我认知和解放自我这些统一原理就都无从谈起。统一原理中的善在本质上和二元对立中的善彻底不同。前者融合对立的两者，后者则分裂它们。"(PL144)

封 闭 系 统

心路治疗课程中，向导几次用过封闭系统这个概念，这是描述我们所生活的二元对立的自我意识层面的另一种方法。我们把自己封闭在这个也被称作"我"的封闭系统中。我们把自己不喜欢的所有东西，比如死亡，都隔绝在系统之外。但正是这种隔绝导致了我们总是试图回避的事情，导致了各种形式的死亡。于是我们需要打开这个封闭系统。

"于是,打开这个密闭回路就成了你的当务之急"[PL224]

一旦你打开了几个缺口,那些你以前选择无视的材料就会冲进来需要你处理。你必须经历这一过程,你不能略过旅程的这一部分。

"牢牢抓紧、不肯放手这种行为总是指向你内心中'小我和神性何者可信'的灵魂冲突。为了获得后者,必须穿越由你的意识造成的、和你希望避免的中间状态。"[PL213]

在这次旅程中,你常常会感到像是在面对死亡。这很容易理解,因为你不喜欢经历这些。

"当你遇到伤痛、困惑、空虚和恐惧时,任性的逃避时常出现,可无论中间状态如何,你必须拥抱它,这样才能探索、理解和消融它。相信暂时状态是最后的真实(这种想法必须抛之脑后)和知道这只是暂时状态之间,有着天壤之别。如果你相信这种状态是最终状态,自我就会反对抛弃它,或是放弃反抗,投入无助和不快之中。"[PL213]

幸运的是,生命在帮助你

"只有当生命最终扎根于你,让你认识到,你的人生是一种幻觉,你实际上是在和你选择的解决方案所造成的空虚进行斗争时,你才会有足量的动力去处理这种冲突。"[PL213]

解决方案正是问题、问题也正是解决方案。那些使你把自身隔绝于生命之外的伪解决方案会给你带来麻烦,甚至是大麻烦。你随后遇到的问题会督促你去找到真正的答案。真正的解决方案总以某种方式意味着你放弃了自身的防御,向生命敞开了自己。

"你必须活在一种开放的能量系统中,接触生活,放松而自信地宣称生命的充裕。你必须充实自己,以便在能量上与宇宙的丰富能量相应。在一个密闭系统中,你相信你自己是个乞丐,从未开发出自身的财富。认识到你的富足意味着非常重要的第一步,走向足够强壮,足够慷慨,足够谦逊,足够诚实,不仗势欺人。这种力量或许微弱,但必能显现出来。"^(PL213)

放弃高于别人的权利意味着你的自我不再支配你了。你的自我仍是一位有价值的仆从,但不再是你的主人了。

"你可以经历永恒生命的真相,就在此处此时的此身之中。但这意味着放弃所有的自我态度,放弃所有维持和培养了自我的可怕成见:傲慢、任性、惧怕、名利、分裂和两极对立。总之,放弃那种觉得你和他人不同,觉得你或者别人会更重要一些的信念。"^(PL194)

自我接受和自我对抗的平衡

开放自己,不再让自我充当你的主人,这项任务无法一蹴而就,而是一次漫长的旅行,其中的第一阶段关注自我接受,而第二阶段则偏重于对抗自我。你的内心罗盘会给出适合你的旅行节奏。持续多年的心路治疗课程也代表了同样的方向。心路治疗向导曾经更强调自我接受的需要,之后他转为谈论自我对抗。内心的道路会有平地和缓坡,但也总有让人生畏的陡坡和令人目眩的下坡路。为了进入意识的更深层面,有时你必须很艰难地折磨自己。为了带来新的材料,你要不时地克服对深层的恐惧。其他的时刻都是关于释放和放松的:接受事物的本质,接受你目前的处境。

在每一阶段,你都能找到行动和接受、紧张和放松之间的正确平衡。于是你综合了男子的阳刚气概和女性的阴柔特征,综合了奉献和接受这两个极端。能将我们通常视作二元对立的两种事物统一起来是门艺术,我们只能通过行动来学习。在针对我们的消极性的治疗中,将这两个可替换的阶段做稍为严格的区分是有帮助的。当我们被理想化自我意象的面具彻底抓住时,需要一个内在或外在的声音——虽然我们从不喜欢这个声音——会告诉我们"这不是真实的你"。这一声音和我们面具(爱、平和和力量以及混合面具)的虚假都让我们难堪。

当我们刚刚开始这一旅行时,就清楚总有一天会出现那句和别人接触时最怕听到的评论:"我不相信你想的是你正在说的。"多年以来,我一直尽我所能地避免这种恐惧,但当我发现,这种恐惧仅仅是在惧怕毁坏我的自我面具时,压力开始消退,我能更深入地观察那些曾如此惧怕的东西了。

在更深的层次,我们遇到了自己的恐惧、傲慢和任性。我们最需要的首先是:接受,允许"这也是我所是的"这一现实。如果这一阶段的我们用意志力去抵抗我之所是,那只会把事情弄得更糟。我们的傲慢抗拒这种接受:因为我们想超越自己所是。我们的恐惧抗拒这种接受:因为我们在担心结果是否让我们变得更坏。我们的任性也在抗拒:因为我们不能接受某些事——注意,是在我们心中的某些事——无法听从我们的控制。带着恻隐之心观察我们心中的这几种情绪,是摆脱它们的唯一道路。

我们的内心罗盘会指明在什么时候我们必须要改变方向。我们不能永远停留在对恐惧、傲慢和任性的接受中,因为如果这么持续下去,接受就变成了迟钝、懒惰和停滞。心路治疗的本质是一种运动,是继续前行。如果我们忽略了内心罗盘所反映的信息,我们也将面对生命中发生的一些事情,它们表明了你的自我对抗阶段已经开始。

我们需要这种自我对抗去穿透我们的消极意愿所编造的谎言。在消极意愿的层面,我们会有意停留在消极性上。我们必须要挑战并渗入这个"恶之声"中。由于消极意愿是狡猾和驱之不去的代用品,我们需要所有的自身固有能力和已经习得的品质去挑战它。在日常生活中的每时每刻,如果我们能诚实地和活泼地看待自己,就能观察到这种消极意愿。

没有对我们自己的无条件爱,消极意愿就不会投降。而消极意愿的投降让我们进入了自我转变的最深层次,在这里自我对抗和自我接受——真实和爱情——得以汇合。这已经是一个我们无能为力,任由事情自然发生的层面了。我们已经完成了自己的工作。没什么可做的,只有在神的恩泽中等待和坚信,相信它能满足我们已久久渴望幸福的灵魂。

"神的恩泽存在于所有的时间,能穿越所有的东西。它存在于最终现实的本质之中,是一种彻底的良善。这一恩泽意味着,无论此刻会发生多么丑恶,多么痛苦,多么悲惨的事情,所有事物必须为最好努力。"(PL250)

第十五章　金钱

多年以来,我积累了挺多不错的且富有创造性的想法,并用清晰且鼓舞人心的方式把它们写了下来,但我如何能将这些想法实践于世? 我该怎样用它们打动他人,获得成功呢? 我该怎么用它们挣钱? 大多数时候我的财务状况并不好,也因为这个发过挺多牢骚。

如果我对此采用心路治疗的方法,就不得不承认一定是下意识或潜意识的"不"在给我捣乱。我在更深的无意识层面上拒绝了我表面上想要的。所有种类的恐惧、骄傲和任性都居住在我的无意识中:对自己无能的恐惧;对漫无目的的恐惧;对需要和他人合作,但他们不协助我的恐惧;对事实上我根本不想合作,因为这意味着我必须去做他人想要我做的事的恐惧;对如果他人没有立即地、毫无异议地接受我的想法,我就会难以忍受的恐惧;对事实上我根本不在乎的恐惧;对想要的没有发生,而让我生气的恐惧;对我最好闭上嘴,因为当我说出所想的,就会陷入冲突,并因此有麻烦的恐惧;对他人过于愚蠢,没法理解我的意思和我正所做的事,以及他们只把自己的利益放在心上的恐惧。

我想要压制这些由相互抵触的想法和情感、意象、潜意识中的消极、模糊的概念、怨恨、痛苦、失望组成的大杂烩。由于我好好审视它们的时候，它们就像一场混乱，于是我总是倾向于把它们丢到看不见的地方，扔到意识以下。

但它仍是一场扰人的混乱，并且这场混乱对我的人生产生着巨大影响。

潜意识和下意识

如心路治疗向导所说，我们在用意识的整体在创造。不仅创造我们所知道的部分，也创造所不知道的部分：潜意识和下意识。向导区分了这二者。潜意识指的是如果我们用正确的角度看待，就会转化成意识的东西；而下意识是更深的层面，它包含着童年的早期或者前世生命的材料，比潜意识更难进入。

"在你去探究下意识之前，你难免先遇到潜意识……潜意识指的是如果我们用正确的角度看待，就能转化成意识的东西。你未能意识到它只是因为内心的目光投向了它处。但你改变意识的角度时，无意识就变成了有意识。它就在那儿，就在表面上放着。"(PL27)

潜意识不会掩盖那些不为我们所知、一旦发现令我们大吃一惊的秘密。在某种意义上，我们知道它，但我们宁愿不去关注。

只要我们开始审视自我,通过问简单的问题:"我真正的感受是什么?""这是真的吗?""为什么我想这样?""我是怎么想的?"并真诚地倾听答案,我们就能轻易地从混乱中理出头绪。虽然我们曾为某些情绪而纠结,这些涌现出的情绪如今就像过眼云烟,也许在一段时间以前它们就已经失去了真实性。其他情绪则获得了充足的动力:想让我们在更深层次上承认和体验它们。也许我们必须用它们做些什么:它们通向某种让我们卸下肩头重担,走向内心自由的行动。

某些信念变得完全虚幻了:他们是可以纠正的错误信念,也是彼此冲突抵触的信念。如果它们都是对的,我们必须寻找更高的层面来调和它们。清理这些内心垃圾需要挺多时间,并且看起来新问题总是层出不穷。这是对的,因为只要生活在这个世界上,我们就会忙于清理和转化消极性和以所有形式掩饰的"不"。

我们的小我,我们的人格一点也不喜欢"提问/回答/沉思"这个过程。他们更喜欢尽快地解决问题。人格活在一种幻想里,即如果没有问题,如果我们能时刻找到自己的道路,我们就会真正快乐。以人格的观点来看,人生的秘诀很简单:为美好的事物奋斗,避免讨厌的事物,以及坚持这个原则,活得越长越好。这一态度无可厚非,但就它的有限性而言,它是一个谎言,或者按照心路治疗的说法,这是种错误的信念。我们比自身的人格更丰富。更大的真相是我们是众多的灵魂,我们已经历了多次人生,正在通向统一的旅途上。"好吧,"人格说道,"但这没法让我有奋斗的动力。"这也没说错，人格是对的。人格是我们赖以生存于世的工具。如果我们忘记这点，我们有可能陷入大麻烦。可如果我们忘记自己是旅行着的众多灵魂，最终会痛苦得多。

处世但不属世

一个核心的困难是：我们在人生之初忘记了所有这些。我们忘记了我们最初的"是"，很快地偶然发现了第一个"不"。但总有一个时刻会提醒我们还有更大现实存在。如果我们容许这种记忆，我们就能同时以两个视角生活：人格方面和灵魂方面。

在这两个层面的互动中，人生变成了神迹。问题虽还有待解决，但同时也像路标，指引着灵魂领域里尚需努力的方面。这正是我们来到世上要做的事情。

我在赚钱这一世俗事务上遇到的麻烦指向一个事实：我仍在某处隐藏了"不"。几年前我就已经接受了这个理论假设，但令我十分失望的是，问题仍未得到解决。我的人格经常得出结论：心路治疗是无用的，它不能让我有持续奋斗的动力。那为什么我还要追随它呢？

1. 在我投身于心路治疗的时间里，我的人生质量得到了极大提升。

2. 我相信做得"多得多"是可能的。我相信如果我继续心路旅程并学习讲座材料，金钱就不再是个问题。

值得欢呼的是,我仍在学习的重要一课,是金钱与爱在本质上是相同的。你付出的越多得到的越多。但如果你是为了获取才付出金钱,就不会有作用。所以金钱是用来学习什么是无条件爱的机制。我看到周围很多人有足够的甚至太多钱。但据我所观察到,他们并不知道什么是无条件的爱。我用这样的想法安慰自己:他们一定是在学习另一门重要课程,或者是在以不同的方式学习着相同课程。

害怕去爱

无论如何,问题出现了:为什么我害怕去爱?PL72 的题目是"害怕去爱"。下面的引用就来自这场讲座。还有很多讲座也谈到了这个主题,包括 PL107"阻碍爱的三个方面",PL108"无法爱造成的根本性内疚——义务"。

为什么我害怕去爱?因为对我们心中的孩子来说,爱意味着:

"被所有人爱,被彻底地爱。所有的愿望都能立刻得到满足。无论是怎样的无理取闹和自私,也能得到爱。"[(PL72)]

这就是孩子眼中无条件的爱。看起来太像奴役、屈服、顺从了,不是吗?当然我们会对这样的爱说"不"!爱与不自私和牺牲是一样的吗?

"就如已经解释过的,理想的爱通常看起来有点欺骗性,与错误的、病态的屈服有些相似。令你害怕的是这种假象,绝不是

真爱。"(PL72)

这个孩子没有活在现实中。

"只要你心中那个孩子坚持沉溺于强烈而任性的倾向中，微妙地、情绪化地、无意识地强迫他人屈服，你就是在一厢情愿地建构不真实的情形。"(PL72)

我们心中的孩子不想看到真相如何，而是强迫现实展现出我们自己喜欢的形式，因此破坏了我们作为成人的判断和直觉。

"通过乐于观察什么是现实，你能够处理这种情形……接受现实并了解它是什么，会让你的直觉变得更加可信，而且会增强你的自信……放弃任性的强迫倾向会让你对他人的评价变得更加客观。"(PL72)

用强硬的方式来表达它，惩罚它和封闭它无助于你放下内心的童性。

"还有，当你发现和体会到心中孩子的不合理要求时，可以与之说理。你会认识到这种对爱的错误观念与真爱毫无瓜葛。而一旦你理解了这点，你就不再害怕去爱。"(PL72)

你不再害怕去爱，因为你发现爱并不意味着必须放弃自己的尊严，对自己的主导权和你的自由。

但是，不可能一下子就达到灵魂所热切渴望的伟大而无所不包的成熟之爱。成长和成熟都是个渐进的过程。

"也许，第一步是获得这样一种能力：容许他人以他们希望的方式来看待你。如果你能发自内心地给出这个真诚的许可，你将会学会不带敌意地放弃你的要求，将到达真正喜欢和尊重他人的境界,即使他们没有完全服从你的意志……紧密的同盟将会消失。现在你给予了他人自由,把他或她作为人那样去喜欢和尊重,并无须拥有他或她的爱和钦佩。"^(PL72)

为了做到这点,你将必须放弃你的骄傲。这要求你比现在更加成熟。

"你还不能完全忘记你自己,不能不考虑自己,总是带着一定程度的自私和虚荣。带着所有这些当下的感受去实现那伟大的目标,不仅不现实而且不可行,所以会令人沮丧。"^(PL72)

低　谷

在一次冥想中,我正专注于一个问题:为什么我赚不到足够的钱? 我看到一个塑料气垫船在海面上颠簸,我将它联想成了自我,我那总是有点在原地兜圈子的自我。"我应该去哪儿,应该做什么?"我绝望地问道。一个内心声音说:"你不必去任何地方。""是啊,是啊,"我愤世嫉俗地想着,自己填上了后面的回答:"我已经到那儿了,对吗?"我叹了口气。"可这样的回答有什么用呢? 这不能解决我的问题,难道不是吗?"有那么一阵儿,我只是脾气很坏地坐在垫子上,观察着自己的呼吸。

然后有个想法突然出现了:"假如我放弃这个自我,会发生什么呢?"我想象自己在塑料气垫船上戳了个洞。空气嘶嘶地漏出来,我沉了下去,没入水中。在我慢慢下沉的时候,我看到周围的鱼带着惊讶的样子看着我:"你在这儿干什么?"随后,我到达了海底。我坐在海底环顾四周。现在干什么？我不知道。我不假思索地把手放在海底地面上，把沙子推到一边，忽然发现有东西在闪光。那是什么？我用两只手把更多的沙子推开。让我惊讶的是，我看到海底是用金子做的。不只是其中一片地方，而是任何我抹掉沙子的地方都是金子。整个海洋的底部都是纯金的！我试着用手指抠下一块儿金子，让我可以带上它，但没用，它很结实，没有一条裂缝。我唯一能做的事情就是看着它，坐在它上面。

我想我明白了。

为富裕做好准备

是的，答案就在那儿。好吧，我接受我在那里，愿意不求回报地付出我无条件的爱。写这本旅行指南就是证明。我放下了……

尽管想象着成千上万的人们来购买这本心路旅行指南没什么错，不是吗？你也是，为什么不再买一本，难道不是一件很好的礼物吗！来吧，就当是消遣！

嘿！为什么不想象一万人来买，就像我正在想的？或者更好，几十万？完全放下我对成功的恐惧的时刻已经到来。欢迎你，富裕。我准备好了！

第十六章 旅行伙伴

必须亲身体验不意味着必须独自去体验。在你的旅程中会遇到很多伙伴,他们会或长或短地和你共行一段。你帮助他们,他们也帮助你,有时是以开始似乎不像是说明的方式。有人同行的旅行中最重要的一点是:它是一次练习沟通艺术的机会。你的很多旅行同伴像你一样有实体,但也有些居住于精神的而非物质的内心世界。

家　　庭

你最先的旅行伙伴自然是你降生的家庭,包括父母、兄弟姐妹、祖父母和外祖父母、叔叔婶婶,还有其他亲戚。你一生下来就踏入了这个家庭的领域。你选择了这一系列人际关系,因为它符合你的人生计划。你的父母体现着你在此生需要努力解决和修补的基本矛盾和冲突。

"构成你分裂的两种基本态度,代表了你对父母的基本态度。一种扭曲的态度之所以存在,是因为你的一位家长对你施

加的影响,以及你对此的情感反应。另一位家长完全不同的影响以及你对此的情感反应造成了你冲突的另一方面。"(PL118)

在成长的过程中,你开始用环境构建你的身份。

"基于家长和孩子的心灵健康和纯净的程度,孩子会认同心灵的积极性。孩子会认识到:要利用父母和此后所遇权威人物的哪些特质来实现人生计划,和要否定哪些特质。"(PL210)

灵 性 家 庭

你缓慢但稳步地开始选择你自己的领域:友谊、让你有归属感的俱乐部、人际关系、人生视角、也许与从父母那里继承的完全不同的宗教信仰。你的高级自我会指导你进行选择,推动你进入新的领域,结识新朋友,加入新组织。也许你会感到对在日常生活中很少注意到的精神维度的渴望。

"如果没有团体精神,人类家庭就无法存在。但多数社团还没有对精神价值给予足够的重视。"(PL257)

你的灵魂知道什么在吸引他,但是你可以决定是否想要听从灵魂的意愿。对成长而言,你永远都需要他人。

"从一个单细胞开始,你的个体意识就需要改变。这种个体改变无法在孤立中发生,而总是发生在你与他人的联系之中。因为个体意识是群体意识这个伟大整体的一部分。"(PL257)

心路协助者

也许,心路治疗协助者是你与心路治疗建立联系的方式。如果心路治疗符合你的人生计划,你会对参与心路治疗活动感到振奋。如果你想加速心路治疗过程,可以选择一个心路治疗协助者进行交流。这些协助者训练有素,可以在你的道路上协助你,指出陷阱和盲点,帮你找到适合你的方向。

敌　人

在你的道路上,不只会遇到朋友,你还能从敌人那里学到东西。

"在这条道路上,当你们两人彼此不和,而你深入地找出了真实问题所在时,你通常会体验到一种美妙的和谐,爱统一了之前相互仇恨和指责的两个个体……如果你没有体会与兄弟姐妹,甚至与那些你视作仇敌的人的统一,就无法体会与上帝的统一。"(PL257)

隐身的协助者和反对者

有形的现实并不是那条道路的全部。在心路治疗中,无形的维度扮演着关键角色。虽然我们的自由意志一直被尊重,我

们仍在从那个世界得到帮助和支持,

"我最亲爱的朋友,在你和敢于踏上自我发展道路的人周围,都有很多的灵性协助者。你们其中一些人可能会怀疑身体之外的精神存在这一现实,但无论你是否有此怀疑,这是事实。"(PL213)

总的来说,你渴求帮助时,帮助才会降临。

"是的,还存在着针对个人的精神帮助,这是我们被允许给予的。这是提供给那些真正表达出渴望成长和改变的人。他们会收到针对个人的帮助。没有这些帮助,他们就没办法获得必要的工具,去移开自己道路上的障碍。"(PL56)

灵性世界的影响可能是积极的:

"每个人都被赋予了一名守护者。守护者的力量和能力取决于在神圣计划中的个人发展和责任。守护者恪守神的法则,只根据法则和被保护者的个人计划实施干预。"(PL45)

但也有消极的影响:

"每个人周围还有很多灵魂——未经组织的灵魂,它们倒不一定代表坏或是邪恶。不过永远别忘记,虽然你周围的这些灵魂的善恶差别很大,并且很可能与你现阶段的发展截然不同,他们并非是随意来到你身边的,而是由于某种基本的相似处而被你吸引来的。因此,虽然你并非邪恶之徒,但仍可能会有恶灵在你周围,只是因为你心中的某种倾向与依附着你的邪灵有相同的基本质地。同样的情况也适用于神圣灵魂的情况。至于有多少未组织的灵魂能影响你,仍然取决于你自己。"(PL45)

这些灵魂并非是心路导师所描述的作为"神性秩序"的一部分的那些灵魂。如果你不是一个惯犯,那最坏的恶灵不会挡在你的道路上。可是也有折磨人的灵魂专门存在于小的、日常的恶之中,试着用你的错误来影响你。就好像唐老鸭一样,一个肩膀上落着恶魔唐老鸭,另一个肩膀上是天使唐老鸭。

"如果你的错误是自私,就会有一个自私专家依附着你。如果你的错误是易怒,在你周围的专家也是同样的类型,等着你允许它们去接管你、影响你、进而主宰你的生活。这给了它极大的满足,不只因为是它完成了自己的任务,还因为它可以沉溺于自己特定的弱点。"(PL15)

心路治疗的向导强调,我们并非是这些影响的无辜受害者。

"所以你必须记住,错在你自身,是你把附近的特定专家们拉来顶礼膜拜,它们才能不断地伺机主宰你的生活。你在和它们勾结。你只能通过个人的努力克服自身的缺点才能摆脱它们。但在你做这件事以前,你必须先认识自己的所有错误。这些错误你通常没有认识到,因为你不想让这些令人不快的知识成为自己的负担。很少有人真的想知道自己的缺点。"(PL15)

耶稣基督

在早期和晚期的一些讲座中,心路治疗向导曾明确谈论过一位特别的旅行伙伴。不是每个受到心路治疗讲座启发的人都喜欢这部分内容。我是在荷兰归正教会的环境中长大的,在年轻时听了太多的我主耶稣,简直听够了。由于这个原因,我很长时间都略过阅读有关耶稣基督的讲座,直到近年来我读到来自乌拉圭的心路工作者路易·费雷尔的一篇文章。他写到心路治疗中耶稣基督的角色,或者说他很好地换了一种说法:心路治疗在耶稣的救赎计划中所扮演的角色。刘易斯写下了他所体验的个人与耶稣基督的关系,他的文字打动了我。

从那时开始,我按照刘易斯建议的顺序,有规律地阅读了他推荐的讲座:

PL243"存在的巨大恐惧和渴望"

PL244"在世而不属世——惰性之恶"

PL246"传统:神圣和被歪曲的方面"

PL247"犹太主义和基督教的整体意象"

PL20"神:创造"

PL21"脱离"

PL248"恶力量的三原则——恶的人格化"

PL250 从内心感受恩典——暴露你的弱点

PL22"拯救"

PL258"个人与耶稣基督的联系——进取心——拯救的真正含义"

第十七章　目的地

当你与你的高级自我达到和谐一致时,就最终回到了自己的家,这就是旅行的目的地。其实,你一直就在那里,虽然人们大部分时间没意识到这一点。意识到的时候,你就会觉得人生中没什么可怕的,所有的事情各安其位,最自然的事情就是信任:信任自己,信任他人,信任整个世界,信任所有事。这些都是最值得珍惜的时刻,不幸的是,我们很快就会再次无视这些了。

因为总会发生些事情:一场争吵、一段烦恼、一次挫折、一种沮丧。无论是什么,总之你再次封闭了自己,帷幕就此落下。这就是在心路旅行上发生的:你找到它,然后又失去它。但如果你继续,你会发现每次都能更快一点回到正路上,并在这条道路上待得更久一点。

总是失去这些宝贵的体验统一的时刻的确令人遗憾,不过也有好处。帷幕每隔一段时间就再次落下有助于我们慢慢习惯于我们所渴望的新舞台,否则这舞台上直射的灯光可能会耀眼得炫目,快速流动的能量会让人难以立足,过于强烈的热情则会让我们去做自己完全陌生的事情。1998 年,当我在法国的卡特里乡间徒步旅行时,就经历过这种感觉。我在位于法国境内的比利牛斯山脉上的这个神秘地方徒步旅行了十天,头脑里装满了 13 世纪阿尔比十字军的旧事①,我发现自己进入了更高的层面。在乡间小径徒步的最后一天,我看到蒙特塞居山脚下有一处待售的房子,当时就被神的启示击中了。至少,我是这样看待这件事的。我知道:这是我的房子,我必须搬到这儿来。这感觉就像陷入爱河一般,迹象随处可见。我感到与整个世界相连接,再没有丝毫的怀疑,这感觉太棒了!一个星期后,我买下了这座房子,并卖掉了在荷兰的房子,移民到了法国。我的居住地从大城市切换到了一个只有十三座房子的小村落,这些房子都团簇在一处海拔 800 米高的悬崖上。

我在那儿的第一个冬天是十分愉快的。但在 1999 年春天的一个夜晚,我突然崩溃了。就像有一把大剪刀剪断了我与自然、与周围环境、与我自己之间的联系,我再次坠入迷失之中。但这并非是降下的帷幕,而是一堵巨大的黑墙压在了我身上。我当时就为自己的冲动感到后悔了,然而我知道自己必须留下来。不知怎么,我就是相信这件蠢事将会带来好事,事实确实如此。其中之一就是我在这个小村庄遇到了我的妻子。我们在 2003 年结婚,我们的女儿埃玛·索菲亚于 2004 年出生。不过,还是让我们回到崩溃之时。

① 阿尔比十字军:教皇英诺森三世发动的,针对卡特里派(又称阿尔比派)所进行的长达二十年(1209 – 1229)的军事讨伐。

当　下

　　很多信仰告诉我们，我们在此生无法找到所渴望的统一，需要等到来世。心路治疗向导不同意这种说法。

　　"认为无法在尘世感知统一这种说法是完全错误的……通过存在于当下，通过发现位于困惑和痛苦背后，已存在于内心之中的每件事，才能感知到统一。"(PL144)

　　我们最终都在走在通向统一的道路上。统一作为一个抽象词汇，对我并不意味着很多。可作为具体的经验，它绝对是难以置信的，是任何东西都无法超越的。

　　在法国的比利牛斯山脉度过前六个月的愉悦期后，我不再喜欢那里了。客气地说，我睡得很好，可一旦醒来，我就盯着对我来说如同黑洞的新一天。我不得不做各种琐事，来硬撑着过完这天，为又到了睡觉时间而感到高兴。其中一件琐事就是，我必须花上一整天时间去图卢兹买投影仪。我要开着车从所住的小村庄去弗瓦，在那儿可以搭乘去图卢兹的火车。我必须等车，在等车期间，我在一间酒吧里喝了杯咖啡。在我的记忆里，喝着咖啡向广场张望的那个时刻是我人生的最低点。人生的无意义和绝望压迫着我到了这样的程度，如果我手里有一片自杀药丸，我会服下它。

　　我付了咖啡钱，拖着沉重的脚步上了火车。我带了本书，书里面提到深呼吸的重要性，坐在火车座位上的我决定试试。这本身并无目的,只是因为没有更好的事做。于是当阿列日省的美丽风光在窗外闪过时,我开始深呼吸起来,并努力不让人察觉到我在深呼吸。当我们抵达帕米耶,作曲家加布里埃尔·福莱的故乡时,我注意到身体里正在发生变化。我感到出现了一点光亮,就像是日出时的微光,是因为深呼吸吗?我继续着,不时环顾四周,确定我吸气时的声音没有引起很多人的注意。我的注意力在腹部。它在每次吸气的时候鼓起,然后再次放松、呼气。我感到越变越好,嘴角开始上扬,这是很长时间以来的第一次。经过了大约两个小时的火车之旅后,我到达了图卢兹。此时我的状态已经调整到了期待这一天,并享受这段旅行。这是因为我离开了山村的压抑氛围吗?我想知道答案,但也没为此多想,而是继续着深呼吸。我离开了车站,走进了摄影器材商店。

我事先觉得用法语说明亮度、光圈、隔膜、焦距这些技术性细节是个大问题,可这些技术性词汇完全脱口而出,毫不费力。我为自己感到如此放松而惊讶,同时又完全镇静和清醒。我就这样订好了合适的投影仪,完全没有担心、怀疑或迟疑。投影仪会在一周之内被送到我在富瓦的家。当我走进这座城市,我喜欢所处的地方,并为所见感到快乐。人、商店、树、汽车都很好、很吸引人、很令人愉悦。发生了什么?我没有发疯,不是吗?这个念头就像一条黑线,穿过了我。我将空气吸入腹中,感到自己实际上完全处于现实中,并且放弃了消极的想法。或者更好的说法是:这些消极想法自己流走了。

无条件地爱自己

我在图卢兹城中漫步,欣赏着这座城市,就是如此简单。各种洞见就一个接一个跳出来。我坐在一家咖啡馆的露台,把它们记到日记里。我在多年后的今日重读它们:"发现1:我能够决定无条件地爱自己。我不再需要靠做各种事情去赢得他人的爱。我无条件地爱自己,这就够了。这就是我所需要的一切。"

那天接下来的时间里,这个发现伴随着我。我沿着河流穿过城镇。请理发师帮我理了发,吃了顿饭,临近傍晚时搭火车回家。在回去的旅程中,我又一次自觉地深呼吸,但我注意到感觉已经不像今早那样新奇了。我仍然享受它,不过感觉没有那么强烈了。自我接管了一切。在接下来的日子里,我试着重新找回那种自由体验。但我越努力就越不成功。这种感觉的本质——无条件地爱自己——已经消失了。

十年之后,我似乎又站在了这个节点上:意识到说到底一切都是关于爱自己。听起来如此简单,其实是如此的难。但这就是心路治疗——我的也是你的心路治疗的目的地。我相信我可以更经常地认识到无条件的爱,直到有一天,也许我可以停留在这种意识里,不再遗忘。而且,我想这是我们所有人的目的地。

"不爱你自己意味着你不尊敬你所体现的神性显现。不爱你自己会带来自我惩罚、受虐倾向、对自己人格的否定。"(PL53)

当你抵达你的目的地,你将会知道 PL127 这场讲座是如何召唤我们前进到人类意识发展最后阶段的。下面的引用都出自这场讲演:"进步的四个阶段:自我反射、意识到、理解、知道"。

意识演变的四个阶段

☐自动反射:指来自于各种意象的反应,比如对给你留下深深烙印的扭曲、结论和概括所做出的情绪反应。这是最初始的阶段,在一定程度上活跃在每个人的心中。

"即使是那些较为进步、主动关注自我发展的人,也有意识模糊的区域。在这些区域里,他们不自由、无意识地做出反应,不知道为什么会以这样的方式行动、反应、思考、感受和持有主张。"(PL127)

☐意识:你用意识来发现和研究自身存在的盲目下意识行为。

"在本书中,意识一定与揭示盲目的反射有关。你必须无情地暴露、理清和放弃所有的托词、粉饰、解释、辩解、自我欺骗和对下意识的否定,直到你能面对盲目反射自身。当你做到了这一点,你就意识到了下意识——由此,它也就不复存在。"(PL127)

这是个艰难的阶段。

"要承认自己是被荒谬的恐惧、迷信、推论和过时的情形所驱使着是十分困难的。这会刺伤你的虚荣心,因为你倾向于把自己看作比你真实所是更进步、更自由。"(PL127)

☐理解:一旦你清醒地意识到自己的错误,意识到你偏离了事实的转折点,你就做好了准备去观察错误和改变的联系,以及理解在哪里有可能或可以期望发生变化。

"理解意味着确定消极模式、破坏性情感、错误观念的起因和后果。这意味着,理解这些因素会造成某些危害,因为个体总会不知为什么地沉浸在幻想和错觉中。"(PL127)

□知道:得知真相比理解意象和错觉的因果关系更重要。你知道了隐藏于错误信念背后的正确结论是什么。

"知道并非是理论化的理解,而是对真相的体验。要知道虚假背后的真实,必须要把知道者与伟大的灵性原则与法则联系起来。知道这些就打开了灵性世界之门。"(PL127)

当你到达了知道的阶段,就可以带来稳定的改变,决定性的改变。

"知道这一真相可以让改变更鲜活,更不可抗拒。它是如此自然,以致无法以任何其它方式发生。对真相的真正了解会令雾气消散:它统一了表面上的矛盾,并证明了没什么可怕……知道完成了它统一,并且不断完成统一,因为真正的生活永不终结。它是一种通向更多体验和更多自我表达的持续成长。"(PL127)

法、僧伽、佛陀

借助这本旅行指南和心路治疗的启发,我希望你能到达知道的阶段。对此,你手中已经有了可以供你使用的最重要的工具。灵性的成长基于三位一体。就像佛教徒所说：法（教育）、僧伽（社团）和佛陀（被解放的人）一样。在心路治疗中，法代表讲座。僧伽代表心路治疗社团，它们在今天的二十个国家中，正经历着不同程度的成长。还有佛陀？

　　佛陀，就是你！

附录:心路治疗讲座目录

编号	时间	讲座题目
1	1957/3/11	生命之海
2	1957/3/25	决定与考验
3	1957/4/9	选择你的目的地——用意志力去改变
4	1957/4/22	世界的疲惫
5	1957/5/6	你的幸福或作为生命之链中一环的幸福
6	1957/5/20	在精神和物质的宇宙中人类的角色
7	1957/6/17	希求帮助与帮助他人
8	1957/7/1	媒介——如何接触神的灵性世界
9	1957/7/15	祈祷和冥想——主的祈祷
10	1957/8/19	化为实体后的性别:他们的规律和起因
11	1957/9/3	自我认知——伟大的计划——灵性世界
12	1957/9/17	灵性世界的层次和多样性——重新化为实体的过程
13	1957/9/27	积极思考:正面和负面的类型
14	1957/10/11	高级自我、低级自我和面具
15	1957/10/25	灵性世界与物质世界彼此影响

续表

编号	时间	讲座题目
16	1957/11/8	精神食粮——意志力
17	1957/11/22	呼唤——每日回顾
18	1957/12/6	自由意志
19	1957/12/20	耶稣基督
20	1958/1/1	神:创造
21	1958/1/17	脱离
22	1958/1/31	拯救
23	1958/2/14	问题和解答
24	1958/2/28	问题和解答
25	1958/3/14	旅途:起初的几步、准备和决定
26	1958/3/28	寻找一个人的缺点
27	1958/4/11	在旅途中也可能发生的逃离
28	1958/4/25	和神交流——每日回顾
29	1958/5/9	主动和被动力量——寻找神的意志
30	1958/5/23	任性、骄傲、恐惧
31	1958/6/6	羞愧
32	1958/6/20	做决定
33	1958/7/11	被自我所占据——好与坏的信念
34	1958/7/25	为再次化为实体做好准备
35	1958/8/29	转向神之所在

续表

编号	时间	讲座题目
36	1958/9/12	祈祷
37	1958/9/26	接受,正确和错误的方式——人性中的神性
38	1958/10/24	意象
39	1958/11/7	发现意象
40	1958/11/21	再谈发现意象:总结
41	1958/12/5	意象:它们造成的危害
42	1958/12/19	圣诞节祝福——客观与主管
43	1959/1/2	三种基本人格类型:理智型、意志型和情感型
44	1959/1/16	爱、厄洛斯和性
45	1959/1/30	有意识和无意识欲望的冲突
46	1959/2/13	权威
47	1959/2/27	内心的墙
48	1959/3/13	宇宙中的生命力
49	1959/4/10	旅途上的路障:老观念和错误的罪,还有谁? 我?
50	1959/4/24	恶性循环
51	1959/5/8	形成独立观点的重要性
52	1959/6/5	神的意象
53	1959/6/19	自爱

续表

编号	时间	讲座题目
54	1959/3/27	问题和解答
55	1959/9/11	宇宙的三个原理：扩张、节制和稳态
56	1959/9/25	意愿的容量：欲望中的健康与不健康动机
57	1959/10/9	自大心理中的巨大意象
58	1960/2/5	对幸福和不幸福的渴求
59	1960/2/19	问题和解答
60	1960/3/4	幻觉的深渊——自由与自我责任
61	1960/3/18	问题和解答
62	1960/4/1	男人和女人
63	1960/4/15	问题和解答
64	1960/4/29	外在意志和内心意志——关于自私的错误观念
65	1960/5/13	问题和解答
66	1960/5/27	感到羞耻的高级自我
67	1960/6/10	问题和解答
68	1960/6/24	对积极和创造性倾向的压制——思考过程
69	1960/9/16	在旅途中关注结果是愚蠢的；充实感或是对爱的合理渴望的压抑
70	1960/9/30	问题和解答
71	1960/10/14	现实和幻觉——练习专注

续表

编号	时间	讲座题目
72	1960/10/28	害怕去爱
73	1960/11/11	迫使自己重现和克服童年的创伤
74	1960/11/25	令人困惑和晦暗不明的动机
75	1960/12/9	人类发展的伟大转变:从孤立到联合
76	1960/12/23	问题和解答
77	1961/1/6	自信:它的真实起源和什么阻碍了它
78	1961/1/20	问题和解答
79	1961/2/3	问题和解答
80	1961/2/17	合作、交流和联合
81	1961/3/3	二元对立世界中的矛盾冲突
82	1961/3/31	征服生活中显现出的二元对立倾向和耶稣之死
83	1961/4/14	理想化自我意象
84	1961/4/28	爱、力量与平和的神性形式和扭曲后的形式
85	1961/5/12	自我防卫和繁殖本能的歪曲
86	1961/5/26	冲突中的自我防卫和繁殖本能
87	1961/6/9	路途的下一阶段:问题和解答
88	1961/9/15	信仰:真实和虚假
89	1961/9/29	情感成长及其功能
90	1961/10/13	道德化——不当的反应——需要

续表

编号	时间	讲座题目
91	1961/10/27	问题和解答
92	1961/11/10	压抑的需求——放弃盲目需求——首要和其次的反应
93	1961/11/24	主要意象,压抑的需求以及防御机制的关系
94	1961/12/8	罪恶与神经官能症——统一内心的分裂
95	1962/1/5	自我疏离和返回真我的方法
96	1962/1/19	问题与解答,以及针对表现为懒惰的自我疏离的建议
97	1962/2/2	完美主义阻碍了幸福——操纵情绪
98	1962/2/16	满怀憧憬的白日梦
99	1962/3/2	对父母的虚假印象:起因和治疗
100	1962/3/16	面对破坏性模式造成的痛苦
101	1962/4/13	防御
102	1962/4/27	七宗罪
103	1962/5/11	溺爱的害处——建设性和破坏性的意志力
104	1962/5/25	智慧和意志力既能成为自我认知的工具,也可能成为绊脚石
105	1962/6/8	人与神关系的不同发展阶段
106	1962/9/14	悲伤与抑郁,两者的关系
107	1962/10/12	阻碍爱的三个方面
108	1962/11/9	无法爱造成的根本性内疚——义务

续表

编号	时间	讲座题目
109	1962/12/7	通过搞清什么是真实的罪来获得精神和情感上的健康
110	1963/1/4	通过问题和解答,讨论希望、信念和其它关键概念
111	1963/2/1	灵魂的物质——处理愿望
112	1963/3/1	人类与时间的关系
113	1963/3/29	自我认知
114	1963/4/26	健康与不健康的奋斗
115	1963/5/24	意识的几个方面:觉察、决心和爱
116	1963/6/21	达到灵性的核心——在低级自我和附加道德心之间的斗争
117	1963/9/20	羞愧:童年经验甚至是童年愉快经验的残留
118	1963/10/18	通过幻觉建立的二元对立——转化
119	1963/11/15	运动、意识、经验:愉快是生命之本
120	1963/12/13	个性与人性
121	1964/1/10	移位、取代和附加
122	1964/2/7	通过自我认知达到自我充实
123	1964/4/3	通过克服对未知事物的恐惧达到自由和安宁
124	1964/5/1	无意识的语言
125	1964/5/29	从"现在不要"向"从现在起"转变
126	1964/6/26	接触生命力

续表

编号	时间	讲座题目
127	1964/10/2	进化四部曲：自动反应、注意、理解、知道
128	1964/10/30	通过有限的幻想替代物，人为树起的藩篱
129	1964/11/27	胜利者 VS 失败者：自我和创造性力量的相互作用
130	1965/1/8	通过冲破你的恐惧寻找真正的富足
131	1965/2/5	表达和印象的相互作用
132	1965/3/19	在自我与真我的关系中，自我的功能
133	1965/4/30	爱：不是戒律，而是内心自我的自发精神活动
134	1965/5/28	恶的概念
135	1965/6/25	放松中的运动——将生命力系于消极情况上带来的痛苦
136	1965/10/1	自我虚构出的恐惧
137	1965/10/29	内在和外部控制的平衡
138	1965/11/26	人类的困境：对亲密的渴望和恐惧
139	1966/1/7	由于错误解释现实导致的活力核心死亡
140	1966/2/4	积极性和消极性引导的愉悦之间的冲突：痛苦的根源
141	1966/3/18	回到本原层面的完美
142	1966/4/15	对幸福的渴求和恐惧——同时也是对放弃小我的恐惧
143	1966/5/13	统一与二元对立
144	1966/6/10	成长的过程和重要性

续表

编号	时间	讲座题目
145	1966/9/9	响应生命的呼唤
146	1966/10/7	生命的积极概念——无畏的爱——主动和被动之间的平衡
147	1966/11/4	生命和人类的天性
148	1966/12/2	积极性和消极性:能量之流
149	1967/1/13	走向统一的宇宙之力——挫折
150	1967/3/10	自我悦纳:达到普世幸福的条件
151	1967/4/7	情感的激烈:对自我认知的阻碍
152	1967/5/7	自我和普世力量的联系
153	1967/6/2	不由自主过程的自我调节性
154	1967/9/15	意识的脉搏
155	1967/10/13	自我的恐惧:给予与接受
156	1967/10/27	问题和回答
157	1967/11/10	被情感依赖阻碍的具有无限可能的经验
158	1967/12/8	自我与真我的合作和抵触
159	1968/1/12	生命的表现反映着二元对立幻觉
160	1968/2/2	内心分裂的调和
161	1968/3/15	无意识的消极性使自我屈服陷入不由自主的险境
162	1968/4/12	可以引导内心的三个层面的现实
163	1968/5/10	意识的活动和接受

续表

编号	时间	讲座题目
164	1968/6/7	两极的扩展方面——自私
165	1968/9/13	情感、理智和意志力三方面间的进化阶段和关系
166	1968/10/11	察觉、反应、表达
167	1968/11/8	麻木的生命核心重获活力
168	1968/12/6	两种基本的生活方式：前往或远离核心
169	1969/1/3	创造性过程中的男性和女性原则
170	1969/1/31	恐惧幸福与渴求幸福的对抗：能量核心
171	1969/2/1	灵性法则
172	1969/3/28	生命能量核心
173	1969/5/5	针对开放核心的基本态度和练习——面对挫折的正确态度
174	1969/5/23	自尊
175	1969/9/2	意识：着迷于创造
176	1969/10/10	克服消极性
177	1969/11/7	愉快——生命中完整的脉搏
178	1969/12/5	成长运动的普遍原理
179	1970/1/16	创造性生命物质的运动中的连锁反应
180	1970/3/13	人类关系在精神层面的重要性
181	1970/4/10	人类奋斗的含义

续表

编号	时间	讲座题目
182	1970/5/8	冥想的过程(为了三个声音的冥想:自我、低级自我、高级自我)
183	1970/6/5	危机的灵性含义
184	1970/9/11	恶和超越恶的含义
185	1970/10/9	相互:普遍的原理和法则
186	1970/11/6	相互中的冒险:可以改变消极的内在意愿的治愈力
187	1970/12/4	(处理方式)扩张和收缩状态的更替
188	1971/1/15	影响与被影响
189	1971/2/12	意识的各个阶段所决定的自我认同
190	1971/3/26	经历所有情感的重要性,包括恐惧——懒惰的运动状态
191	1971/4/23	内在和外在经验
192	1971/5/21	真实和虚假的需求
193	1971/9/24	心路治疗的基本原理简述:它的目的和过程
194	1971/10/22	冥想:法则和各种途径——总结(作为积极的生命创造的冥想)
195	1971/11/19	身份认同和目的性:通过认同灵性自我,克服消极意图
196	1971/12/17	许诺:起因和后果
197	1972/1/14	扭曲的能量和意识:罪恶
198	1972/2/11	向积极意图的转变

续表

编号	时间	讲座题目
199	1972/3/24	自我的含义和超越自我
200	1972/4/21	普遍的感受
201	1972/5/19	消除消极力量——罪恶痛苦的影响
202	1972/6/16	消极性的心理相互作用
203	1972/9/22	对神性闪光照耀外在领域的解释——思维训练
204	1972/10/20	这是条什么样的道路?
205	1972/11/17	作为普遍原理的命令
206	1972/12/15	创造性或破坏性欲望
207	1973/1/12	灵性象征和性别重要性
208	1973/2/9	人类固有的创造能力
209	1973/7/3	罗斯科课程:心路治疗中心的灵感
210	1973/4/6	向统一状态成长的图像化过程
211	1973/5/4	外部事件反映自我创造——三个阶段
212	1973/6/1	宣称具有伟大的所有能力
213	1973/9/19	"放手,让神决定"的灵性和现实含义
214	1973/10/17	心理核心点
215	1973/11/14	继续心理核心——现在的过程
216	1973/12/12	化为实体的过程和人生任务的联系
217	1974/1/9	意识现象

续表

编号	时间	讲座题目
218	1974/2/6	进化过程
219	1974/3/1	给孩子们的圣诞讯息
220	1974/4/3	从化为实体过程之前的麻醉之中唤醒
221	1974/5/1	在真相或扭曲中的信仰和怀疑
222	1974/5/29	低级自我的变形
223	1974/9/25	新时期和新意识的时代
224	1974/10/23	创造性的空虚
225	1974/11/20	个人和群体意识的进化阶段
226	1974/12/18	接近自我——不容忍低级自我的自我原谅
227	1975/1/15	新时代中从外在法则向内心法则的转变
228	1975/2/12	平衡
229	1975/3/1	新时代的女性和男性
230	1975/4/9	转变的普遍性——同一生命跨度中的重新化为实体的过程
231	1975/5/7	新时代教育
232	1975/6/4	存在价值和表现价值——自我认同
233	1975/9/24	言语的力量
234	1975/10/22	完美、不朽、全能
235	1975/11/19	对收缩的剖析
236	1975/12/3	悲观主义的叠加